Kohlhammer

Umsorgen
Hospiz- und Palliativarbeit praktisch

Hrsg. Bayerischer Hospiz- und Palliativverband

Bd. 1 Schulung ehrenamtlicher Hospizbegleiter (Gratz, Mayer, Weidemann; ISBN: 978-3-17-029940-5)

Bd. 2 Auf dem Weg zur Kooperationsvereinbarung (Kittelberger, Gratz, Rösch; ISBN: 978-3-17-029944-3)

Bd. 3 Trauerbegleitung organisieren (Meyer, Brüning-Wolter, Fischinger, Rudert-Gehrke, Stockstrom; ISBN: 978-3-17-029948-1)

Bd. 4 Hospiz- und Palliativversorgungsnetzwerke gestalten (Rösch; ISBN: 978-3-17-030770-4)

Bd. 5 Die Schätze des Alters heben (Bergmann, Kittelberger; ISBN: 978-3-17-031883-0)

Bd. 6 Hospizkultur und Palliativkompetenz in stationären Einrichtungen entwickeln und nachweisen (Rösch, Kittelberger; ISBN: 978-3-17-031891-5)

In Vorbereitung:
- Palliative Fallbesprechung etablieren (Gratz, Schwermann, Roser; ISBN: 978-3-17-032990-4)
- Kultursensible Hospiz- und Palliativarbeit (Paal, Grünewald, Rizzi; ISBN: 978-3-17-032986-7)

Erich Rösch, Meike Schwermann,
Edgar Büttner, Dirk Münch,
Michael Schneider, Margit Gratz

Führen und Leiten in Hospiz- und Palliativarbeit

Herausforderung Ehren- und Hauptamt

Verlag W. Kohlhammer

Dieses Werk einschließlich aller seiner Teile ist urheberrechtlich geschützt. Jede Verwendung außerhalb der engen Grenzen des Urheberrechts ist ohne Zustimmung des Verlags unzulässig und strafbar. Das gilt insbesondere für Vervielfältigungen, Übersetzungen, Mikroverfilmungen und für die Einspeicherung und Verarbeitung in elektronischen Systemen.

Die Wiedergabe von Warenbezeichnungen, Handelsnamen und sonstigen Kennzeichen in diesem Buch berechtigt nicht zu der Annahme, dass diese von jedermann frei benutzt werden dürfen. Vielmehr kann es sich auch dann um eingetragene Warenzeichen oder sonstige geschützte Kennzeichen handeln, wenn sie nicht eigens als solche gekennzeichnet sind.

Es konnten nicht alle Rechtsinhaber von Abbildungen ermittelt werden. Sollte dem Verlag gegenüber der Nachweis der Rechtsinhaberschaft geführt werden, wird das branchenübliche Honorar nachträglich gezahlt.

Dieses Werk enthält Hinweise/Links zu externen Websites Dritter, auf deren Inhalt der Verlag keinen Einfluss hat und die der Haftung der jeweiligen Seitenanbieter oder -betreiber unterliegen. Zum Zeitpunkt der Verlinkung wurden die externen Websites auf mögliche Rechtsverstöße überprüft und dabei keine Rechtsverletzung festgestellt. Ohne konkrete Hinweise auf eine solche Rechtsverletzung ist eine permanente inhaltliche Kontrolle der verlinkten Seiten nicht zumutbar. Sollten jedoch Rechtsverletzungen bekannt werden, werden die betroffenen externen Links unverzüglich entfernt.

1. Auflage 2018

Alle Rechte vorbehalten
© W. Kohlhammer GmbH, Stuttgart
Gesamtherstellung: W. Kohlhammer GmbH, Stuttgart

Print:
ISBN 978-3-17-032982-9

E-Book-Formate:
pdf: ISBN 978-3-17-032983-6
epub: ISBN 978-3-17-032984-3
mobi: ISBN 978-3-17-032985-0

Inhaltsverzeichnis

Vorwort 11

Teil I: Ehrenamtlicher Vorstand als Arbeitgeber 17

1   Der weite Weg der Hospizbewegung im Gesundheitsmarkt 19

    1.1   Ökonomisierung der Hospizarbeit 24
    1.2   Das Menschenbild der Hospiz- und Palliativbewegung 28
    1.3   Regionales Handling und Vorstandsverantwortung 31

2   Multi- und Interprofessionalität in Führungsstrukturen 39

3   Besonderheiten ehrenamtlicher Leitung im Hospizbereich 45

    3.1   Zum Change-Management motivieren 48
    3.2   Mitarbeiter als Mit-Unternehmer einbeziehen 53

4   Förderungskonzept für ein gutes Miteinander 59

    4.1   Sozialkompetenz steigern durch Vorschuss an Vertrauen 60
    4.2   Subsidiarität mit Leben füllen 62
    4.3   Mit Zielen führen 63

4.4 Selbstständig Ziele verfolgen durch Delegieren 67
4.5 Neufassung der Führungsstile 72
4.6 Direkt-interpersonale und indirekt-systemische Führung des Vereins 80
4.7 Vorstand als Team 85
4.8 Vereinsleben als Dialog aller mit allen 90
4.9 Supervision, Coaching und Mediation – für und mit dem Vorstand? 102

5 **Hospizbewegung als individuelles Versprechen und gesellschaftlicher Auftrag – ein kurzes Fazit** 107

Teil II: Hauptamtliche Angestellte im ehrenamtlichen Verein 111

6 **Hauptamtliche Arbeit in einem ehrenamtlichen Verein** 113

7 **Ressourcen, Hindernisse und Probleme in der Rolle der Koordinatoren** 121

8 **Aufgaben- und Rollendefinition** 131

8.1 Rollenklärung 131
8.2 Aufgabenklärung 139

9 **Konfliktmanagement und wertschätzendes Miteinander** 145

9.1 Feedback zeitnah geben 147
9.2 Diskretion beim Gespräch 147
9.3 Abwägen von Aufwand und Nutzen 148

9.4	Die eigene Einschätzung hinterfragen	149
9.5	Die richtige Dosierung	149

10	Transaktionen	151
10.1	Transaktionsanalyse	151
10.2	Transaktionsformen	154

11	Resilienz	159
11.1	Resilienzförderung	159
11.2	Teamreflexion	161

12	Ökonomisierung, Qualifizierung, Professionalisierung – ein zweites Fazit	165

Abkürzungsverzeichnis 169

Literatur 171

Nachwort 177

ANHANG 179

Anhang 1: Zukunfts- oder Transitions-Workshop 181

Anhang 2: DNA-Teamstruktur 183

Anhang 3: Dialogkriterien im Vergleich 187

Inhaltsverzeichnis

Anhang 4: Entwicklung der Hospiz- und Palliativversorgung in Deutschland 189

Anhang 5: Aufgaben von Vorstand, Koordination und Verwaltung im Hospizverein 193

Die Autoren

Erich Rösch ist u. a. prom. Wirtschaftswissenschaftler, Geschäftsführer des Bayerischen Hospiz- und Palliativverbandes. Er unterrichtet an den bayerischen Hospizakademien und berät Vorstände von Einrichtungen der Hospiz- und Palliativversorgung in bundesweiten und internationalen Projekten.

Meike Schwermann ist Trainerin für Palliative Care und Palliative Geriatrie. Sie arbeitet als Pflegewissenschaftlerin und Pädagogin an der FH Münster im Fachbereich Gesundheit sowie als freiberufliche Referentin in der Erwachsenenbildung.

Edgar Büttner ist prom. Philosoph, Diplom-Theologe und Business-Trainer bei FaktorM. Er war 7 Jahre erster Vorsitzender des amb. Hospiz- und Palliativvereins DaSein in München.

Dirk Münch ist u. a. ehrenamtlicher Vorsitzender im Hospiz-Team Nürnberg. Er ist Organisations- und Ethikberater mit Berufserfahrung in Personalmanagement und Betriebswirtschaft. Seit 2010 arbeitet er als Netzwerkkoordinator beim Hospizverein.

Michael Schneider ist Diplom-Psychologe und hat sich in Soziologie promoviert und habilitiert. Er lehrt und forscht an der LMU München und am bifa Umweltinstitut in Augsburg. Er war 7 Jahre Schatzmeister im ambulanten Hospiz- und Palliativ-Verein DaSein in München.

Margit Gratz ist u. a. Vorstandsmitglied des BHPV und hat mehrere Jahre als Koordinatorin in einem ehrenamtlich geführten Hospizverein gearbeitet. Sie ist freiberufliche Referentin und leitet das Hospiz St. Martin in Stuttgart-Degerloch.

Vorwort

Kaum ein Hospizverein, kaum eine Einrichtung der Hospiz- und Palliativversorgung kommt heutzutage in Imagebroschüren ohne ein Zitat von Dame Cicely Saunders aus. Dabei begegnet dem aufmerksamen Beobachter der Szene meist das berühmte Zitat, mit dem Cicely Saunders 1948 dem polnischen Kellner David Tasma zu erklären versuchte, warum sie sich so selbstlos um ihn kümmert:
»You matter because you are you, and you matter to the last moment of your life.«[1]
Gerne wird dieses Zitat übersetzt als »Du zählst, weil Du *du* bist. Und du wirst bis zum letzten Augenblick deines Lebens eine Bedeutung haben.« Eine andere Abwandlung erweitert diese Aussage: »Sie sind wichtig, weil Sie eben Sie sind. Sie sind bis zum letzten Augenblick Ihres Lebens wichtig, und wir werden alles tun, damit sie nicht nur in Frieden sterben, sondern auch bis zuletzt leben können.«

Dass sich allein schon durch die Groß- oder Kleinschreibung der im Text recht häufig verwendeten persönlichen Anrede »sie« in den zahlreichen dafür existierenden Übersetzungen und deren Anwendung in, teils scheinbar unbedacht zusammengestellten Broschüren zur Erläuterung und Weitergabe der Hospizidee ein Missverständnis ergeben könnte, auf dem unter Umständen die moderne Hospizbewegung fußt, scheint noch niemandem aufgefallen zu sein (ebenso wenig wie die Tatsache, dass das deutsche »sie« eigentlich mit dem englischen »they« übersetzt wird).

---

1 vgl. http://news.bbc.co.uk/2/hi/uk_news/4254255.stm

Vorwort

Was also vielleicht nur für diesen einen Patienten, David Tasma, gedacht war und deswegen nach deutscher Rechtschreibregel mit der Großschreibung des Wortes »Sie« als persönliche Anrede zwischen behandelnder Ärztin und Patienten richtig gewesen wäre, begegnet einem bei genauerer Recherche auch in der Kleinschreibung dieses kleinen Wörtchens und entfaltet damit eine ganz andere Bedeutung und letztendlich auch eine deutlich andere Mission für all jene, die sich in der Hospizbewegung engagieren.

Es stellt sich also die Frage, was Cicely Saunders tatsächlich gemeint hat. Hat sie einem einzelnen Patienten erklärt, warum sie sich so für ihn aufopfert (was vielleicht auch darin begründet sein könnte, dass sie der Überlieferung nach in ihn verliebt war) oder hat sie mit dieser Äußerung bewusst oder unbewusst der modernen Hospizbewegung ihren Grundauftrag auf die Fahne geschrieben?

Vielfach erschöpft sich darüber hinaus die Mission, die nicht umfassend informierte Verantwortliche in der heutigen Hospizbewegung als den wichtigsten und einzigen Auftrag der Hospizidee an den haupt- und ehrenamtlichen Nachwuchs weitergeben, genau in diesem Zitat. Ein »Leben bis zuletzt« zu ermöglichen scheint also alles zu sein, was die moderne Hospizbewegung heutzutage beseelt oder antreibt.

Was nun, wenn das nun auch noch auf einem Irrtum beruht?

Zugegeben, ein waghalsiges Gedankenexperiment – aber ist es wirklich so abwegig?

Nachdem Dame Cicely Saunders zeitlebens mitbekommen haben könnte, welchen Deutungswandel ihre Worte gefunden haben, und dem allem Anschein nach nie widersprochen hat, können wir wohl davon ausgehen, dass sie sich richtig verstanden fühlte und die Hospizidee von Anfang an darauf ausgelegt war, ein individuelles Versprechen an das jeweilige »Sie« und zugleich einen generellen gesellschaftlichen Auftrag zur Sorge um bessere Bedingungen für Schwerstkranke und Sterbende in sich zu vereinen.

Mit dem vorliegenden Band wollen wir sowohl dieses individuelle Versprechen als auch den gesellschaftlichen Auftrag adressieren – und dies vor allem *für* und *aus der Perspektive* ehrenamtlich tätiger Vorstände; denn die Führung und Leitung ambulanter oder stationärer Einrichtungen der Hospiz- und Palliativversorgung ist zunehmend zu einer Herausforderung geworden. Es genügt längst nicht mehr, vielleicht aus einer karitativen Haltung heraus, »nur« Gutes zu tun und das »individuelle Versprechen« einzulösen. Darüber hinaus steht der »gesellschaftliche Auftrag« mehr denn je in engem Bezug zu den sich permanent wandelnden gesetzlichen Rahmenbedingungen und zu den Anforderungen eines modernen Nonprofit-Managements. Der Präsident des Deutschen Caritasverbandes, Prälat Dr. Peter Neher, bringt diesen »Systemwechsel« auf folgenden Punkt:

> »Wer karitativ engagiert ist, hat zunächst einmal kein Faible für betriebswirtschaftliche Belange. [...] Aus dieser durchaus wohlmeinenden Grundhaltung heraus, den Menschen helfen zu wollen, ist früher leider manches versäumt worden. Das können wir uns heute schlicht nicht mehr leisten.« (Die Zeit, 7.9.2006, S. 36)

Schon lange scheinen also die ausschließlich ehrenamtlich arbeitenden Hospizvereine ihrer Gründungsphase in den 1980er Jahren entwachsen. Sie fungieren heute als Arbeitgeber, sie stehen in großen Städten in einem zunehmenden Wettbewerb mit privatwirtschaftlichen Anbietern und Gebietskörperschaften (z. B. private Pflegeeinrichtungen, -Dienste sowie Palliativstationen der kommunalen oder universitären Träger) und auch sie müssen ihre Leistungen über Mitgliedsbeiträge, Spenden, Zuschüsse und/oder Preise bzw. Gebühren finanzieren.

Vorwort

Anders formuliert: Ausschließlich ehrenamtlich arbeitende Hospizvereine sind Auslaufmodelle, aber die nach wie vor ehrenamtlich tätigen Vorstände agieren in einem veränderten Umfeld und sind mit den Anforderungen verschiedenster politischer oder kommunaler Akteure (Verbände, Krankenkassen oder Ämter) sowie Anspruchsgruppen (Hauptamtliche, Vereinsmitglieder oder Freiwillige) konfrontiert. Um diese Rolle verantwortungsvoll zu übernehmen, ist es notwendig, das heutige Profil ehrenamtlicher Vorstandsarbeit zu analysieren und Wege aufzuzeigen, wie man als ehrenamtlicher Vorstand in einem solchen dynamischen Feld noch Impulse setzen kann. Unterzieht er sich diesen Aufgaben nicht, dann sieht er sich – wohl nicht zu Unrecht – mit dem Vorwurf des Politikwissenschaftlers Wolfgang Seibel konfrontiert, der bereits in den 1990er Jahren an die Adresse der Nonprofit-Organisationen, also an die von (gewählten) Ehrenamtlichen strategisch geführten Einrichtungen, gerichtet war:

»Nonprofit-Organisationen leiden an ineffizienten Strukturen, Missmanagement, mangelndem Verantwortungsbewusstsein und unklaren Entscheidungsstrukturen. Der Staat unterstützt sie aber trotzdem; denn er überträgt an sie gesellschaftliche Probleme, die er selbst nicht lösen kann, und alimentiert sie entsprechend. Nonprofit-Organisationen fungieren daher als ›politische Mülltonnen‹, und das Zusammenspiel von Staat und Nonprofit-Organisationen ist als ›funktionaler Dilettantismus‹ bzw. ›erfolgreiches Scheitern‹ zu bezeichnen.« (Seibel 1994)

Wir schreiben in den folgenden vier Kapiteln gegen diesen »funktionalen Dilettantismus« bzw. gegen dieses »erfolgreiche Scheitern« an, indem wir zunächst den »weiten Weg der Hospizbewegung auf dem Gesundheitsmarkt« skizzieren. Dadurch werden auch die Herausforderungen für Vorstände und mögliche Reaktionen hierauf deutlich. Das zweite Kapitel »Multi- und Interprofessionalität – auch in den Führungsstrukturen« ist ein Plädoyer, das vielzitierte Leitbild der Multiprofessionalität auch in den Führungsgremien der Hospizvereine wirklich zu »leben« und scheinbar »hospizfremde« Berufsgruppen dort willkommen zu heißen.

Im dritten Kapitel geht es um die Besonderheiten ehrenamtlicher Leitung im Hospizbereich: was zeichnet sie aus, was motiviert, was hilft? Worauf müssen wir die Menschen vorbereiten und wie?

Schließlich wollen wir im abschließenden vierten Kapitel das »Gemeinsam Verbindende« betonen und die Erfolgsfaktoren für ein gutes Miteinander von Haupt- und Ehrenamt benennen.

Die im Zusammenhang mit Hospizarbeit und Palliativversorgung gern zitierten zwei Seiten einer Medaille können auch als Bild dienen, wenn es darum geht, das Zusammenspiel von Haupt-und Ehrenamt in diesem Kontext zu durchleuchten.

So wenden wir uns im zweiten Teil des Buches »der anderen Seite der Medaille« zu und beleuchten aus der Sicht hauptamtlich Tätiger diese Konstellation. Diese ist generell im Kontext des bürgerschaftlichen Engagements entstanden und oftmals im Bereich sozialer Dienstleistungen weit verbreitet. Durch die Thematik aber, mit der sich Hospizarbeit und Palliativversorgung befassen, gewinnt sie an zusätzlicher Dynamik.

Oftmals als erster und einziger hauptamtlicher Mitarbeiter in einem motivierten und engagierten Team, das seit Jahren aufeinander eingespielt ist und aus starker emotionaler Bindung an das Thema und aneinander einen Teil seiner Energie zieht, mit gleichem Maßstab gemessen und gleichen – oftmals unausgesprochenen – Erwartungen konfrontiert, kann man – fatalerweise oftmals auch noch als »Professioneller« bezeichnet - schnell ins Abseits oder unter die sprichwörtlichen Räder gelangen, wenn sich beide Seiten nicht klar machen, welches Wagnis sie mit ihrer Zusammenarbeit eingehen. Rollenklarheit, Aufgabendefinition und Feedbackkultur können beiden Seiten dabei helfen, die Klippen zwischen der Skylla der organisierten Selbstausbeutung und der Charybdis der Spaltung wohlbehalten zu umschiffen und die eigentlich segensreiche Verberuflichung in einem Bereich, der zwar aus dem Ehrenamt entstanden aber damit gleichzeitig auch an seine Grenzen gestoßen ist, zum Wohle aller zu gestalten.

Die Autoren, im Juni 2017

Teil I: Ehrenamtlicher Vorstand als Arbeitgeber

1 Der weite Weg der Hospizbewegung im Gesundheitsmarkt

Allein die Leistungsstatistiken der Hospizdienste und SAPV-Teams zeigen zusammen mit den Belegungszahlen der stationären Hospize und Palliativstationen recht eindrucksvoll, wie viel in der Hospizbewegung und Palliativversorgung bislang erreicht wurde, wie viele direkte Hilfe für Patienten und Angehörige tagein tagaus in den verschiedensten Versorgungsformen geleistet wird. Darüber hinaus würden die Zahlen aus den Hausarztpraxen und ambulanten Pflegediensten, die bis vor kurzem im Rahmen der gesetzlich vorgesehenen Möglichkeiten noch nicht oder nur in geringem Umfang an der Refinanzierung ihrer qualifizierten und unverzichtbaren Leistungen partizipieren konnten, das Bild des Booms auf diesem Sektor vervollständigen. Es wird also wirklich für die Zielgruppe der Hospizbewegung und Palliativversorgung »viel getan, damit sie nicht nur in Frieden sterben, sondern auch bis zuletzt leben kann« und wie es scheint, sind viele damit zufrieden, an der Verwirklichung dieser Idee, beziehungsweise einem Teilaspekt dieser Idee, in irgendeiner Form mitzuwirken.

Die Hospizidee ist also scheinbar in der Mitte der Gesellschaft angekommen und selbst der Gesetzgeber wagt es nun erstmals im Rahmen der Gesetzgebung im Hospiz- und Palliativgesetz (HPG) des Jahres 2015, schwerstkranke und sterbende Menschen explizit zu erwähnen, nachdem er seit der Einführung der Pflegeversicherung im Jahr 1995 diesen möglichen Aggregatzustand menschlichen Seins zumindest in der Wortwahl der Gesetzgebung bewusst oder unbewusst ausgespart hat und lediglich in untergesetzlichen Regelungen dafür umschreibende Worte zu finden sind (Rösch et al. 2017; siehe hierzu auch einen kurzen Abriss dieser Entwicklungen im Anhang (▶ Anhang 4).

In der Tat hat die Hospizarbeit in Deutschland eine beachtliche Entwicklung hinter sich gebracht. Es ist zwar immer wieder zu hören, dass sich die Hospizarbeit in Deutschland im Vergleich mit anderen angelsächsischen Ländern nur langsam entwickelt habe (Heller et al. 2013). Betrachtet man aber den Sachstand in Deutschland im Zeitraum von 1996 bis 2016, sieht man die enorme Entwicklung im ambulanten Hospizbereich sowie im stationären Kontext: Während die ambulanten Hospiz- und Palliativdienste (für Erwachsene, Kinder, Jugendliche und junge Erwachsene) einen Zuwachs von 451 im Jahr 1996 auf etwa 1 500 im Jahr 2016 verzeichnen, ist die Entwicklung der Anzahl stationärer Einrichtungen (für Erwachsene, Kinder, Jugendliche und junge Erwachsene) ähnlich beeindruckend (1996: 30 stationäre Hospize und 28 Palliativstationen und -einheiten; 2016: 235

stationäre Hospize und 304 Palliativstationen und -einheiten) (DHPV 2016).

Dame Cicely Saunders hatte noch die Vorstellung, dass die Versorgung und Betreuung von Schwerstkranken und Sterbenden ein Teil der medizinisch-pflegerischen Regelversorgung wird. Durch die Veränderungen von Personen und Funktionsträgern in den Vereinen verliert sich teilweise das Wissen über die geschichtlichen Entstehungs- und Entwicklungsstrukturen der Hospizarbeit. Im Anhang (▶ Anhang 4) finden Sie einen Abriss ihrer Vorgeschichte, sie mündet in das Hospiz- und Palliativgesetz (HPG), in dem viele Vorstellungen der Hospiz- und Palliativversorgung in Deutschland Umsetzung finden sollen.

Das Gesetz enthält im Wesentlichen folgende Regelungen (Bundesministerium für Gesundheit 2016):

Die Palliativversorgung wird ausdrücklicher Bestandteil der Regelversorgung in der gesetzlichen Krankenversicherung (GKV). Im vertragsärztlichen Bereich werden die Selbstverwaltungspartner zusätzlich vergütete Leistungen vereinbaren – zur Steigerung der Qualität der Palliativversorgung, zur Zusatzqualifikation der Haus- und Fachärzte sowie zur Förderung der Netzwerkarbeit.

Die Palliativversorgung im Rahmen der häuslichen Krankenpflege wird gestärkt. Der Gemeinsame Bundesausschuss erhält den Auftrag, in seiner Richtlinie über die Verordnung häuslicher Krankenpflege die Leistungen der Palliativpflege zu konkretisieren und damit für die Pflegedienste abrechenbar zu machen.

Um insbesondere in ländlichen Regionen den weiteren Ausbau der spezialisierten ambulanten Palliativversorgung (SAPV) zu beschleunigen, wird ein Schiedsverfahren für entsprechende Versorgungsverträge eingeführt. Zudem wird klargestellt, dass allgemeine und spezialisierte ambulante Palliativversorgung auch in selektivvertraglichen Versorgungsformen gemeinsam vereinbart werden können. Auch in diesen Verträgen gelten die hohen Qualitätsanforderungen der SAPV.

Die finanzielle Ausstattung stationärer Kinder- und Erwachsenen-Hospize wird verbessert. Hierfür wurde der Mindestzuschuss der Krankenkassen erhöht. Hospize erhalten nun einen Tagessatz je betreutem Versicherten von rund 261 Euro. Die Krankenkassen tragen 95 % der zuschussfähigen Kosten. Zusätzlich können für stationäre Kinderhospize eigenständige Rahmenvereinbarungen abgeschlossen werden. Bei den Zuschüssen für ambulante Hospizdienste werden neben den Personalkosten auch die Sachkosten berücksichtigt. Der Zuschuss der Krankenkassen je Leistung wird erhöht. Bei der Förderung ist zudem der besondere Aufwand für das hospizliche Erstgespräch zu beachten. Der steigende Zuschuss der GKV trägt insgesamt dazu bei, dass Hospizdienste mehr finanziellen Spielraum erhalten, auch um die Trauerbegleitung der Angehörigen mit zu unterstützen. Außerdem soll die ambulante Hospizarbeit in Pflegeheimen stärker berücksichtigt werden. Auch Krankenhäuser können nun Hospizdienste mit Sterbebegleitungen beauftragen.

Die Sterbebegleitung wird ausdrücklicher Bestandteil des Versorgungsauftrages der sozialen Pflegeversicherung. Kooperationsverträge der Pflegeheime mit Haus- und Fachärzten müssen verpflichtend abgeschlossen werden. Ärztinnen und Ärzte, die sich daran beteiligen, erhalten eine zusätzliche Vergütung. Außerdem werden Pflegeheime zur Zusammenarbeit mit ambulanten Hospizdiensten verpflichtet und müssen die Kooperation mit vernetzten Hospiz- und Palliativangeboten künftig transparent machen.

Darüber hinaus können Pflegeheime ihren Bewohnerinnen und Bewohnern eine Versorgungsplanung zur individuellen und umfassenden medizinischen, pflegerischen, psychosozialen und seelsorgerischen Betreuung in der letzten Lebensphase organisieren und anbieten. Dieses besondere Beratungsangebot wird ebenfalls von den Krankenkassen finanziert.

Zur Stärkung der Hospizkultur und Palliativversorgung in Krankenhäusern können für eigenständige Palliativstationen krankenhausindividuelle Entgelte mit den Kostenträgern vereinbart werden, wenn das Krankenhaus dies wünscht. Aber auch in Krankenhäusern, in denen keine Palliativstationen zur Verfügung stehen, wird die Palliativversorgung gestärkt: Ab 2017 können Krankenhäuser krankenhausindividuelle Zusatzentgelte für multiprofessionelle Palliativdienste vereinbaren, ab 2019 wird es auf entsprechender gesetzlicher Grundlage bundesweit einheitliche Zusatzentgelte hierfür geben. Die Krankenhäuser können dafür hauseigene Palliativ-Teams aufbauen oder mit externen Diensten kooperieren.

Versicherte haben nun einen Anspruch auf individuelle Beratung und Hilfestellung durch die gesetzlichen Krankenkassen bei der Auswahl und Inanspruchnahme von Leistungen der Palliativ- und Hospizversorgung. Dabei sollen Krankenkassen auch allgemein über Möglichkeiten persönlicher Vorsorge für die letzte Lebensphase informieren, insbesondere zu Patientenverfügung, Vorsorgevollmacht und Betreuungsverfügung.

Um mehr Transparenz über die Entwicklung der Hospiz- und Palliativversorgung herzustellen, erhält der GKV-Spitzenverband den Auftrag, regelmäßig über die verschiedenen Versorgungsinstrumente zu berichten.

Betrachtet man die Entwicklung über die letzten Jahre, sieht man eine deutliche Regulierung durch den Gesetzgeber unter der Mitwirkung der politischen Gremien und Wohlfahrtsträger. Aber auch die Kostenträger werden in neue Verantwortungen genommen und es entstehen neue Finanzierungsmöglichkeiten und Fördergegebenheiten. Es ist das erklärte Ziel, flächendeckende Versorgungsnetzwerke aufzubauen und so die hospizlich-palliative Versorgung als Regelversorgungsangebot zu verankern.

Damit hat die Hospizbewegung ihr Ziel erreicht und kann – sofern sie das nicht ohnehin schon tut – ihre überwiegend spendenfinanzierten ehrenamtlichen Leistungen in die Hauptamtlichkeit verlagern. Was den einen Sorgen macht, beobachten andere mit Erleichterung oder Gelassenheit. Die »Jobmaschine Hospiz« läuft, die Politik hat das Anliegen der Hospizbewegung verstanden und die Medizin das Sterben nicht nur als ureigenste Aufgabe und Kompetenz, sondern auch als Einnahmequelle und Karrieremotor für sich wiederentdeckt.

Durch dieses Voranschreiten der politisch gewollten Änderungen entsteht für das Hospizsystem mit seiner oft auf ehrenamtlichem Engagement basierten Arbeit eine neue Herausforderung. Sicher kann man die Entwicklung aus unterschiedlichen Perspektiven betrachten. Aus der Blickrichtung der ehrenamtlichen Hospizvorstände ergibt sich eine Vielzahl von Fragestellungen, die wohl jeder Verein in seiner Struktur für sich klären muss. Aus diesem Grund ist es wichtig, an dieser Stelle auf einen häufig diskutierten und recht umstrittenen Trend, nämlich die »Ökonomisierung der (ehrenamtlichen) Hospizarbeit«, näher einzugehen.

1.1 Ökonomisierung der Hospizarbeit

Vielleicht ist der Volksausspruch bekannt: »Wes Brot ich ess, des Lied ich sing.« Und mit diesem Ausspruch verbindet sich die Frage, ob die Gesetzgebung und die Förderungen durch die Kostenträger nur eine positive Auswirkung auf die ambulante Hospizarbeit haben. Sicher hat die Fragestellung auch hier verschiedene Facetten. Die Hospizarbeit ist vor Jahren aus dem Gesundheitswesen ausgeschert, um sich von den Abhängigkeiten und oftmals unzureichenden Richtlinien in der Versorgung der Schwerstkranken und Sterbenden zu befreien. Nur so war es möglich, als Anwalt der Betroffenen die Stimme zu erheben und immer wieder auf die Defizite und nötigen Anpassungen in der Versorgung hinzuweisen. Welchen Einfluss werden jetzt die neuen Fördermöglichkeiten und Gesetzesvorgaben für die ambulante Hospizarbeit haben? Werden Leistungsangebote definiert für Hospizvereine? Sind die Kostenträger gleich den zukünftigen Auftraggebern? Welchen Einfluss hat die Gesetzgebung auf Dokumentation und die weitere Entwicklung von Qualitätsmanagement (QM-Systeme)? Viele Fragen beschäftigen die Verantwortlichen. Sicher gilt es hier, die Balance zwischen angemessener Förderung und Abhängigkeit zu finden. Für Hospizverantwortliche ist es sicher die Aufgabe, die ursprüngliche Zielrichtung der Unterstützung von Menschen in der letzten Lebensphase zwangfrei und menschenorientiert zu ermöglichen. Andreas Heller hat das Ziel, den Betroffenen in den Mittelpunkt aller Überlegungen zu stellen, als radikale Patientenorientierung beschrieben:

»Patientenorientierung meint […] den anderen, den Fremden, den Kranken, den Sterbenden als Subjekt seines Lebens zu betrachten und mit ihm in eine Beziehung einzutreten. Die Anerkennung des anderen um seiner selbst willen, ist die angemessene ethische Handlung in dieser Beziehungsaufnahme.« (Heller 2007, S. 199)

Aber lassen sich solche ethischen Grundprinzipien der Hospizarbeit mit den neuen Gesetzen, Finanzierungsmodellen und Vorgaben noch realisieren? Bedeutet die Regulierung von Hospiz- und Palliativversorgung eine Chance oder trifft es eher den Tenor, den Reimer Gronemeyer und Andreas Heller in ihrer Veröffentlichung »Zwischenruf« unter dem Titel »Stirbt die Hospizbewegung am eigenen Erfolg?« angeschlagen haben:

»Die Ökonomisierung des Sterbens hat verschiedene Facetten. Zunächst geht es darum, die Dienstleistungen im Sinne der Hospizbewegung zu refinanzieren.« (Gronemeyer und Heller 2007, S. 582)

Und sie weisen in dem Artikel weiter auf die Ursprünge der Hospizarbeit hin:

»Die Hospizbewegung lebt ursprünglich aus einer zutiefst demokratischen Vorstellung. Würdiges Sterben ist keine Geldfrage, darf nichts damit zu tun haben, ob jemand reich oder arm ist. Über Spenden, viel Phantasie und Einsatz, in einem unvorstellbaren großen zivilgesellschaftlichen Engagement gelang es, Gelder zu mobilisieren, um jedem Menschen ein gutes Sterben zu ermöglichen.« (Gronemeyer und Heller 2007, S. 583)

Und die Verfasser ziehen einen Schluss:

»Summa summarum: Die Hospizbewegung ist in der Gefahr, ein Teil jenes Prozesses zu werden, der das Sterben zur Planungsaufgabe werden lässt. Sie ist aufgebrochen, um aus dem Ägypten eines kalten und seelenlosen Krankenhaussterbens auszuziehen und kommt nun nicht etwa im gelobten Land einer würdigen Sterbekultur an, sondern findet sich plötzlich als Teil eines Managementprojektes, das ›Sterben‹ heißt, wieder.« (Gronemeyer und Heller 2007, S. 578)

Sicher hat dieser Zwischenruf die Aufgabe, wachsam zu sein und sich nicht nur den Doktrinen der Kostenträger und politischen Vordenker zu ergeben. Aber die Zwischenrufgedanken bieten auch die Chance für die Hospizarbeit, mit einer hospizlichen Haltung der Möglichkeit einer Kommerzialisierung des Sterbens entgegenzuwirken. Gerade jetzt ist es notwendig, sich der ursprünglichen Wurzeln der Hospizarbeit zu erinnern und Zeichen zu setzen. Und das darf nicht geschehen durch ein Anbiedern an die Palliativversorgung und ein Buhlen um Anerkennung, sondern durch das Auftreten als gleichberechtigte Partner in einem Versorgungsprozess von Menschen in einer endlichen Lebenssituation.

1 Der weite Weg der Hospizbewegung im Gesundheitsmarkt

> Und diese Aufgabe obliegt den Vorständen der Hospizvereine. Es ist nicht einfach delegierbar an Dachverbände oder getan mit Aussagen, dass die Ereignisse auf der fernen Politbühne passieren. Die Umsetzung und Haltung am Schauplatz der Hospizarbeit vor Ort muss der Raum sein, wo Zeichen gesetzt werden für eine klare Position zur Hospizarbeit. In politischen und gesellschaftlichen Institutionen, bei Trägern und den Verantwortlichen im Versorgungsprozess und immer an den Orten, an denen Menschen ihre letzte Lebenszeit verbringen, wird Hospizarbeit wahrgenommen und Haltung erkennbar.

Auch viele andere Disziplinen von der Seelsorge bis zu therapeutischen Berufen haben die Hospizidee für sich entdeckt, kirchliche Wohlfahrtsverbände erinnern sich daran, dass sie in diesem Bereich im Mittelalter schon einmal überaus aktiv waren – auch wenn sie dabei vergessen, dass die Zielgruppe damals doch etwas anders gelagert war – und versuchen, an alte Erfolge anzuknüpfen und wieder an Terrain zu gewinnen. Alles und jeder widmet sich mit Vehemenz der Sorge um schwerstkranke und sterbende Menschen. Die »Dienstleistung Hospiz« scheint ein voller Erfolg!

Doch wem soll nun diese Dienstleistung zuteilwerden?

Ist es nun das »du«, das »Sie« oder doch eher das generelle »sie«, das als Adressat von der Hospizbewegung angesprochen wird? Je nachdem, wer nun eigentlich gemeint ist, ergeben sich ganz andere Zielsetzungen, andere Erwartungen und andere Anforderungen, die an die Institution »Hospizbewegung« und damit an ihre Vorstände herangetragen werden. Damit wird auch in grundsätzlicher Weise das Menschenbild der Hospiz- und Palliativbewegung berührt.

1.2 Das Menschenbild der Hospiz- und Palliativbewegung

Das jeweils zugrundeliegende Menschenbild beeinflusst – oftmals in subtiler Weise – die Empfindungen, Handlungen und Entscheidungen des Vorstandsteams und aller Mitarbeiter. Grob gesagt, gibt es drei Tendenzen, die natürlich in sich unterschiedliche Schattierungen aufweisen.

Das individualistische Menschenbild

Holzschnittartig skizziert besagt es: Der Mensch steht als Einzelner im Mittelpunkt. Er nutzt Beziehungen, soweit sie seinen Zwecken und Zielen dienen. Andere, insbesondere die Gesellschaft, berücksichtigt er soweit er sie braucht. Leistungen sind strikt gegenseitig. Wirtschaftlich ist der »homo oeconomicus« wirkmächtig geworden. Umgangssprachlich: »Jeder ist seines Glückes Schmied!« Oder noch drastischer: »Jeder ist sich selbst der Nächste!«

Das kollektivistische Menschenbild

Gerade umgekehrt ist hier die Gesellschaft die maßgebende Größe. Alles wird danach beurteilt, was es für die Gesellschaft bringt. Der Gesichtspunkt des Ganzen hat systematisch Vorrang vor dem Individuum. Das kann bis zur Parole gehen:»Du bist nichts, dein Volk, deine Rasse, dein Staat, deine Sekte, dein Verein ist alles!« Dabei wird übersehen, dass sich das je größere Gebilde aus Einzelnen zusammensetzt und von ihnen getragen wird.

Das solidarisch-kooperative Menschenbild

Die beiden vorgenannten extrem einseitigen Sichtweisen vermeidet das solidarisch-kooperative Menschenbild. Es sieht den Menschen ursprünglich sowohl als Individual- als auch als Kollektivwesen. Das eine wirkt korrigierend auf das jeweils andere ein. Im Hin und Her schält sich eine »gesamtheitliche« Betrachtungsweise heraus. Das kann mühsam und kompliziert sein, weil das Gemeinwohl gegenüber den berechtigten Einzelinteressen abgewogen werden muss (von Nell-Breuning 1985).

Nur das solidarisch-kooperative Menschenbild kommt für die Hospiz- und Palliativbewegung in Betracht. Der Leitfaden ist die sozial-ökologische Marktwirtschaft. Konkret heißt das: Die Ökonomie steht im Dienst der (sozialen) Arbeit. Die Arbeit dient den Menschen.

Bezieht sich diese Arbeit auf das einfache »du«, so ist sie als Dienstleistung von Mensch zu Mensch im Rahmen der Nachbarschaftshilfe schnell und absolut unbürokratisch organisiert. Sie ist ohne große Schwellenängste und ohne Einbindung in ein größeres institutionelles Organisationsgefüge abrufbar. Sie ist höchst individuell und weil erfrischend »unprofessionell« vielleicht sogar ein Beweis dafür, dass es heutzutage noch Menschen gibt, denen an ihren Mitmenschen gelegen ist.

Beim Lesen dieser Beschreibung mag einem »Hospizler der ersten Stunde« kurz einmal in Erinnerung an alte Zeiten das Herz aufgehen und auch mancher, der sich erst vor kurzem dazu entschlossen hat, in der ehrenamtlichen Hospizbewegung tätig zu werden, mag sich an ein Schlüsselerlebnis erinnern, bei dem er als Hilfeleistender von Mensch zu Mensch ungeahnte Fähigkeiten und Potenziale in sich entdeckt hat, die er nun in der ehrenamtlichen Tätigkeit in der Hospizbewegung weiter ausbauen und zur Verfügung stellen möchte. »Wenn jeder seinem

Nächsten hilft, ist allen geholfen«, so könnte man diesen paradiesischen Zustand beschreiben, der in dem wohl bekannteren Sprichwort »Wenn jeder nur an sich denkt, ist an alle gedacht« seinen Kontrapunkt und seine realistische Erdung hat. Diese Form der Hospizarbeit benötigt keine Strukturen und hat keine Führungsprobleme, auch wenn sie in der Konstellation der absoluten Angewiesenheit natürlich ganz andere Fragestellungen aufwirft. Sie spiegelt die Grundidee der ehrenamtlichen Hospizbewegung in Form einer Ersatzfamilie und in der Form des »Anwalts für die Kranken« wider. Genau so schnell wie die Familie an sich kann sie dabei aber auch an ihre Grenzen stoßen – mit fatalen Folgen, schlimmstenfalls auf beiden Seiten.

Eine weitere Entwicklungsstufe wäre nun die Hospizarbeit, deren Adressat das »Sie« darstellt. Diese persönliche Anrede, die zumindest im deutschen Sprachgebrauch schon eine deutlichere Distanz signalisiert, trägt in sich auch den Anspruch auf verantwortungsvolles Handeln und organisationale Rückbindung, die über das zur Hilfeleistung momentan bereite Individuum hinausreicht. In Bezug gesetzt zur Entwicklung der ehrenamtlichen Hospizarbeit stellt sie vielleicht den Übergang dar zwischen der individualistischen Hilfe von Mensch zu Mensch, die als motivationaler Impetus zu weiterem Engagement führte, hin zur ersten Organisationsstufe der Hospizbewegung in Form von Vereinsstrukturen mit ehrenamtlichen Vorständen und ehrenamtlicher Einsatzleitung, die ganz andere Anforderungen und Probleme an Organisation und Führung mit sich bringen und auch heutzutage noch vorzufinden sind – und gute Arbeit leisten.

»Die Hospizbewegung zog aus dem Gesundheitswesen aus und entwickelte eigene Modelle. Es gilt nun, die Haltungen, die Kompetenzen und die Erfahrungen in die Regelversorgung zu reintegrieren, damit die Haltung und das Wissen zurückfließen können [...].« (Clark 2002)

Dieses Zitat aus dem Stammbuch der Hospizbewegung scheint zwar nicht vielen bekannt, es umschreibt aber den Auftrag der Hospizbewegung in der Neuzeit sehr gut. Denn es liefert vielleicht den Übergang vom »Sie« zum »sie« und damit gleichzeitig verbunden die Erfordernis für andere Organisationsstrukturen, die Hauptamtlichkeit mit einzuschließen und so die Komplexität der Führungsanforderungen zu potenzieren. Darüber hinaus markiert es spätestens den »Markteintritt der Hospizbewegung in die Gesundheitsversorgung«, der ebenfalls organisationale Herausforderungen mit sich bringt und die Hospizbewegung vor neue Probleme stellt.

In dieses Zitat hineindenken lässt sich auch die Aufforderung, tragfähige und flächendeckende Strukturen der Hospiz- und Palliativversorgung landesweit zu etablieren, um dem Anspruch gerecht zu werden, »sie« gut bedienen zu können und das klare Signal, dass ab sofort die Regeln des Marktes gelten, zu beachten sind und ihre Wirkungen ohne Rücksicht auf die Frage, ob die ehrenamtliche Hospizbewegung darauf ausreichend vorbereitet ist, entfalten werden.

1.3 Regionales Handling und Vorstandsverantwortung

Die auf Bundesebene getroffenen Beschlüsse werden nicht von allen ehrenamtlichen Vorstandsmitgliedern gleich bewertet. Je nach persönlicher Prämisse werden die Handlungsoptionen unterschiedlich angegangen. Engagement und vorausschauende Planung sind abhängig vom Durchdringungsgrad der aktuellen Informationen und der Beschäftigung mit den Gesetzesvorgaben. Und so geht jeder Hospizverein die Thematiken mit unterschiedlicher Intensität an.

Blickt man jedoch auf die Aufgaben von Vorständen in den Hospizvereinen, ist nicht nur die Repräsentationsarbeit oder das operative Geschehen die herausragende Aufgabe. Hospizvereine unterliegen schon lange den vielen unterschiedlichen Anforderungen von Gesetzgebung und Anspruchserwartung von Betroffenen und Angehörigen. Es besteht auch in noch so ländlichen und strukturell dünn aufgestellten Regionen eine zunehmende Notwendigkeit, eigene Angebote zu überdenken und sich neuen Aufgabengebieten zuzuwenden. Es wäre vermessen anzunehmen, dass man Alleinstellungsmerkmale erhalten kann, nur, weil es den Verein schon immer gab. Auch wenn der Gedanke an »marktwirtschaftliches Denken und Handeln« abschrecken mag, so kommen mit den zunehmenden Finanzierungsmöglichkeiten und dem Versorgungsanspruch der Regelversorgung in der Hospiz- und Palliativversorgung auch neue Mitgestalter auf die hospizlich-palliative Bühne. Die Vorstände in den Vereinen müssen sich die Frage stellen, welche Rolle sie mit ihrem Verein auf diesem Feld einnehmen möchten. Und wie möchte ein Hospizverein den Anforderungen von Betroffenen und Bürgern begegnen, wenn die Menschen durch die Zusagen der Politik immer mehr Optionen für eine hospizlich-palliative Versorgung eröffnet bekommen?

Diese Fragen nach der Rolle im (Gesundheits-)Markt, nach den Beziehungen zum Staat und den Anforderungen der verschiedenen Anspruchsgruppen werden in neuerer Zeit auch unter dem Begriff des »Nonprofit-Managements« (Helmig und Boenigk 2012) verhandelt. Demnach agieren auch Nonprofit-Organisationen wie die Hospizvereine in einem sich dynamisch verändernden Umfeld, das es zu analysieren gilt. Eine Besonderheit der (strategischen) Führung durch ehrenamtliche Vorstände ist dabei, dass nicht nur die eigene Situation im Verein und die Entwicklungen auf dem Hospiz-Sektor zu berücksichtigen sind, sondern dass darüber hinaus auch die Beziehungen zum Staat (Institutionen des Bundes, der Länder und Kommunen) sowie die Beziehungen zum Markt (Spendermarkt oder Konkurrenzumfeld wie andere SAPV-Teams, Pflegeeinrichtungen etc.) systematisch analysiert werden müssen.

> Ein Blick in die Komplexität eines Hospiz- und Palliativversorgungsnetzwerkes (Rösch 2016, S. 53) verdeutlicht diese Besonderheit. Um diese Beziehungen gestalten und entsprechende Strategien zur Anpassung des Vereins an die sich wandelnden Umfeldbedingungen zu entwickeln, sind neben der Fähigkeit zum kontinuierlichen Dialog mit den Anspruchsgruppen und Netzwerken auch Management- und Führungsqualitäten (▶ Kap. 2, ▶ Kap. 3 und ▶ Kap. 4) erforderlich. Das Spektrum dieser Qualitäten bzw. Strategien reicht von der Findung eines eigenen Leitbildes und der Pflege des »Vereins-Image« über das Management der Anspruchsgruppen (Haupt-, Ehrenamt, Freiwillige) und die (strategischen) Fragen der Findung passender Organisationsformen für den Verein selbst und die Abwicklung der erbrachten Leistungen bis hin zur Rekrutierung von Spenden und/oder Freiwilligen.

Fokussiert man vor diesem Hintergrund noch einmal einige der Forderungen, die das oben genannte HPG mit sich bringt, dann dürften sich an dieser Stelle bei Hospizvorständen erste Überlegungen eröffnen.

- Gibt es schon Netzwerkstrukturen in dem betreuten Zuständigkeitsbereich und reichen diese aus? Oder muss der Verein hier selbst aktiv werden?

- Kennen die Krankenkassen vor Ort die Vereinsangebote oder muss der Verein noch informieren und ein Portfolio erstellen?
- Ist der Verein schon fester Partner von Einrichtungen der stationären Altenpflege, von Krankenhäusern und Einrichtungen der Wiedereingliederung? Oder muss er neue Kontakte knüpfen und bestehende intensivieren?
- Was kann der Verein den ambulanten Pflegediensten und stationären Einrichtungen anbieten, um als Partner zu fungieren? Oder überlässt er das Beratungs- und Betreuungsfeld anderen?
- Welche Anforderungen des HPG gehören zu den Grundaufgaben des Vereins?
- Nimmt der Verein auch einen gesellschaftlichen Auftrag wahr und sieht seine Kompetenzen in der Weitervermittlung einer hospizlich-palliativen Haltung?

Sicher lassen sich aus dem HPG, aber auch aus den sich wandelnden Bedingungen des Gesundheitsmarktes noch viele weitere Überlegungen kreieren. Und wenn sich der Vorstand als das Handlungsorgan, das zusammen mit der Mitgliederversammlung die Zukunftsstrategien entwickelt, versteht, dann wäre hier ein erster Ansatz gegeben für Handlungsüberlegungen.

In verschiedenen Schritten könnte ein Vorgehen geplant werden.

- Ist-Analyse
  - Wie sind wir strukturell (intern und extern) aufgestellt?
  - Welche Angebote haben wir bereits jetzt? Welche Aufgaben leisten wir?
  - Wie laufen unsere Prozesse?

- Soll-Analyse
  - Welche Anforderungen kommen auf uns zu? Und wollen wir alle umsetzen?

– Welche Ziele will der Verein erreichen und in welchem Zeitraum?
– Muss der Verein seine Strukturen verändern oder anpassen?
– Und braucht der Verein weitere Partner für die Verwirklichung?

Diese kurze Zusammenstellung von Kernfragen zieht sicher ein größeres Arbeitspensum nach sich. Es muss an erster Stelle aber geklärt werden, ob der Hospizvorstand als Motor und Strukturgeber eine kontinuierliche Veränderung, Anpassung und Weiterentwicklung will.

> Hilfreich kann dazu die Entwicklung eines Strategiepapieres sein, das sich als Diskussionsgrundlage für den Hospizvorstand eignet. Erst wenn der Hospizvorstand sich einig ist über das weitere Vorgehen, macht eine detaillierte und strukturierte Umsetzung Sinn. So ist zwingend zu klären, welche Rolle der Hospizverein in der Zukunft bei den Kostenträgern, den Versorgungspartnern und der Kommune spielen möchte. Ist er Akteur oder bloßer Re-Akteur? Geht der Verein auf die Politik, Kostenträger und anderen an der Versorgung Beteiligten zu oder soll er warten, bis man auf ihn zukommt? Und hier stellt sich wieder die Grundsatzfrage, die zu entscheiden ist: Wie soll der Hospizverein für die Zukunft aufgestellt werden oder besteht eher der Wunsch nach der Bewahrung des Erreichten?

Die Antwort ist nicht eine Frage von Wertung nach besser oder schlechter – richtig oder falsch. Eher ist das Selbstverständnis des Vereins und seiner Verantwortlichen gefragt. Für wen soll die

Veränderung erfolgen? Für den Verein als Organisation, für die Menschen, die der Verein begleitet, oder sogar für eine gesellschaftliche Veränderung, die man anstoßen möchte? Welche Haltung soll gelebt werden? Ist es die Absicht, eine Innovation zu wagen, mit allen Risiken von Erfolg oder Fehlschlag? Oder liegt die Absicht im Erhalt und der Festigung bestehender Systeme und Angebote auch mit dem Risiko von Stillstand und Übernahme von bisherigen hospizlichen Angeboten durch andere Partner im Versorgungsgebiet?

Wenn diese Fragestellungen auf der Basis der Vorgaben von Politik, Kostenträgern und Dachverbänden geklärt sind, liegt es in der Verantwortung der Hospizvorstände, den weiteren Weg zu planen, wie vereinsindividuell er dann auch aussehen mag.

Mit der Vielfalt der Versorgungsangebote durch professionelle hauptamtliche Anbieter kann die »traditionelle« ehrenamtliche Begleitung einen Bedeutungszuwachs erfahren. Denn zählt man die Menge an Versorgern rund um den Patienten, so ist festzustellen, dass es schon fast etwas erdrückend wirken kann, so viele Menschen mit Hilfsangeboten zu haben. Setzen wir die Zahl der Menschen noch auf eine Zeitschiene eines Wach- und Schlafrhythmus von angenommen 14 Stunden Wachsein, dann kann der Betroffene je nach Intensität von Besuchern und Versorgern – z. B. dreimal ambulanter Pflegedienst, einmal SAPV, einmal Hausarzt usw. – kaum Raum haben für Ruhe und etwas Erholung. Betroffene und Angehörige profitieren von dieser engen Symptombegleitung, die Sicherheit gibt und die Symptomatik lindert. Viele Versorger sind zeitlich eng getaktet, oft auch aus finanziellen Gründen.

Gerade weil die Ehrenamtlichen in der Hospizarbeit von diesem Druck der finanziellen Taktung befreit sind, können sie an die Begleitsituationen anders herangehen. Sie stellen einen klaren »Mehrwert« durch ihre Möglichkeit dar, ihre persönliche

Zeit freiwillig ohne regulierende Zwänge zu schenken. Und sie sind durch ihr Ehrenamt befreit von finanziellen und betrieblichen Beschränkungen. Gerade diese Freiheiten bewirken einen nicht zu unterschätzenden Synergieeffekt zwischen Hauptamtlichen und Ehrenamtlichen, den keine *nur* hauptamtlich tätige Organisation je erbringen können wird.

2 Multi- und Interprofessionalität in Führungsstrukturen

Vor dem Hintergrund der beschriebenen Trends der zunehmenden Ökonomisierung und wachsenden Vorstandsverantwortung bzw. der Notwendigkeit eines »regionalen Handlings« wird es scheinbar auch schwieriger, sich ehrenamtlich in der Hospizbewegung zu engagieren – ohne sich dabei als Hilfskraft zweiter Klasse fühlen zu müssen. Die Begleitungstätigkeit schwerstkranker und sterbender Menschen selbst mag noch einen berechtigten Platz haben, wenngleich eine zunehmende Zahl von Spezialisten am Krankenbett verfügbar ist. Gleichwohl wird es zunehmend unwahrscheinlicher, ehrenamtliche Führungsstrukturen für Marktteilnehmer im Gesundheitswesen ohne Nachteile für Leistungserbringer und Leistungsempfänger aufrecht zu erhalten, ohne die

Akteure entsprechend auf ihre Rolle vorzubereiten und ihren Blick dafür zu weiten, dass die Forderung der Hospizbewegung nach den oftmals gebrauchten Begriffen der »Multiprofessionalität« und »Interdisziplinarität« auch für deren eventuell ehrenamtliche Führungsetage gilt. Multiprofessionalität und Interdisziplinarität werden vielfach beschmunzelt und rufen mitunter auch die Assoziation einer modernen Umschreibung für »Chaos und Verteilungskampf mit Kommunikationsdefiziten und Koordinationsbedarf zum Wohle des Patienten« wach. Sie sollten aber nicht so verstanden werden, dass ein Arzt, eine Pflegekraft, ein Psychologe, ein Seelsorger oder Angehörige anderer therapeutischer Berufe die Arbeit verrichten sollen, die im normalen Geschäftsleben anderen Professionen vorbehalten sind und oftmals eine lange Ausbildung und entsprechende Berufserfahrung voraussetzen. Eine Pflegekraft kann am Krankenbett ebenso ein Segen sein, wie sie als Schatzmeister oder Schatzmeisterin das Finanzamt zum Verzweifeln bringen kann.

Und dennoch scheint es so, dass die Hospizbewegung hier etwas versäumt hat. Fast könnte man den Eindruck gewinnen, als wäre ihr Fokus schon zu lange einseitig darauf gelegen, Menschen für die direkte Begleitungsarbeit zu gewinnen und zu befähigen, um dann aus den aufwändig Befähigten Vorstandsmitglieder zu machen und sie mit ganz anderen, ihren Herkunftsberufen oftmals völlig fremden Aufgaben zu betrauen und gleichzeitig anderen Interessierten, die für die direkte Begleitung aus welchen Gründen auch immer nicht infrage kamen, keinen anderen Weg aufgezeigt hat, wie sie mit ihren bereits mitgebrachten beruflichen Fähigkeiten ihren Beitrag dazu leisten könnten, die Hospizbewegung voranzubringen und im Ehrenamt Erfüllung zu finden.

Mit Sicherheit erschöpft sich die Vielfalt der ehrenamtlichen Hospizarbeit nicht in der Auswahl, ob man lieber ambulant oder stationär, im Krankenhaus, in einer stationären Einrichtung der Altenhilfe oder einer Einrichtung für Menschen mit Behinderung, vielleicht aber auch lieber im stationären Hospiz Menschen begleiten möchte.

> Nur wenn es gelingt, die Einsicht dafür zu wecken, dass die Hospizbewegung nur überlebensfähig ist, wenn sie genau so viel Energie darauf verwendet »Hospizarbeit zu machen« wie sie darum bemüht sein muss, »Hospizarbeit *möglich* zu machen«, besteht eine reelle Chance, auch weiterhin einen Beitrag dafür liefern zu können »viel zu tun, damit sie (und/oder »Sie«) nicht nur in Frieden sterben, sondern auch bis zuletzt leben können« und eine ernst genommene, vom bürgerschaftlichen Engagement getragene gesellschaftliche Bewegung zu bleiben.

Wie wahr und wichtig das ist, mögen einige wenige Zahlen belegen, die der Bayerische Hospiz- und Palliativverband alljährlich im Rahmen seiner sogenannten Strukturerhebung von seinen Mitgliedern erfragt:

Im Jahr 2015 wurden in Bayern von 7 175 Hospizbegleitern im Ehrenamt im ambulanten Bereich 170 207 Einsatzstunden erbracht, weitere 56 451 im stationären Bereich (BHPV 2016, unveröffentlicht). Das alleine sind eindrucksvolle Zahlen! Diese fügen sich ein in eine Tendenz, die sich zu verfestigen scheint und auch in anderen Teilen des Gesundheitswesens beklagt wird.

Im gleichen Zeitraum wurden zusätzlich von unzähligen anderen ehrenamtlichen Kräften 166 522 Stunden im Bereich administrativer Tätigkeiten, wie zum Beispiel Vorstandsarbeit, Verwaltung, Öffentlichkeitsarbeit, Fundraising und Veranstaltungsorganisation geleistet (BHPV 2016, unveröffentlicht).

Damit steht im Grunde genommen hinter jeder Zeitstunde am Krankenbett eine Dreiviertelstunde am Schreibtisch, im Sitzungsraum oder auf der Straße, um über die Hospizidee zu informieren oder für sie Spenden zu akquirieren.

> Verlangt man von der Gruppe der »Hospiz-Macher« – wie seit Jahren vielerorts geschehen – auch die Arbeit, für die eigentlich viel besser die »Hospiz-Möglich-Macher« vorbereitet wären (wenn es rechtzeitig gelungen wäre, diese Gruppe an die Hospizbewegung zu binden), so wird damit eine mehrfache Kontraproduktivität erreicht, die es dringend aufzulösen gilt:
> Wenn ich mich bereit erklärt habe und qualifizieren habe lassen, Menschen in schwierigen Situationen zu begleiten, so will ich nicht dafür auch noch Spenden sammeln müssen oder langweilige Büroarbeit erledigen, denn
> - die Zeit, die ich mit den Tätigkeiten verbringen muss, die ich ohnehin nicht mag, geht den Menschen, denen zu helfen ich einmal angetreten bin, verloren und
> - auf Dauer wird das meine Motivation negativ beeinflussen.
>
> Und auf der anderen Seite:
> Wenn ich mich, vielleicht aus einer persönlichen Betroffenheit – und deswegen auch mit einer gewissen Verletzlichkeit ausgestattet – heraus, für das Ehrenamt in der Hospizbewegung interessiere, Informations- und Bildungsveranstaltungen besuche und am Ende erfahre, dass ich für die Begleitungsarbeit nicht geeignet bin, so werde ich kaum bereit sein, in der Öffentlichkeit positiv »über diesen Verein« zu berichten oder gar in der Zukunft für ihn zu spenden,
> wenn versäumt wurde, mir zu verdeutlichen, dass ich diese Hospizbewegung auch mit dem, was ich als Beruf und Erfah-

> rung ohnehin schon mitbringe und eigentlich den ganzen Tag mache, ebenfalls unterstützen und so einen wichtigen Beitrag für diese fantastische gesellschaftliche Aufgabe leisten kann.
>
> Vor diesem Hintergrund stehen wir in der Hospizbewegung nun vor einigen Herausforderungen, die uns dazu veranlassen sollten, über unsere Personalzusammensetzung und Führungsstrukturen nachzudenken und sie zukunftsfähig zu gestalten:
> - wenn wir die Herausforderung des »sie« annehmen wollen, brauchen wir Menschen in unseren Reihen, die sich darauf verstehen, zu vernetzen – örtlich, regional und landesweit
> - wenn wir im Gesundheitsmarkt bestehen wollen, brauchen wir Menschen in unseren Reihen, die dessen Regeln kennen und beherrschen
> - wenn wir selbst als Leistungserbringer weiterhin auftreten wollen, brauchen wir Menschen aus Berufsgruppen, die wir bisher viel zu wenig angesprochen haben und die den Begriff der Multiprofessionalität deutlich ausweiten würden, zum Beispiel Juristen, Kaufleute und Steuerberater. Ihnen müsste man wohl kaum ihren Beruf, wohl aber vielleicht die Hospizidee so erklären, dass sie darin eine persönliche Herausforderung für sich sehen, die ihnen Spaß machen könnte.

Will man all dies erreichen und diese Personengruppen einbinden, so bedarf es sicher eines anderen Führungsverständnisses als bisher, wenn man zugleich bedenkt, dass mit der zunehmenden »Verberuflichung« dieses Bereiches noch einmal neue Herausforderungen an ehrenamtliche Vorstände herankommen, die bisher noch gar nicht erwähnt wurden, aber zentrales Thema dieses Buches sind.

Gerade weil wir die Hauptamtlichen in den Blick nehmen, bleibt die Vielfalt des Ehrenamtes in der Hospizbewegung von Bedeutung, ja sie wird weiter zunehmen:

Auch wenn Vorstände in der Verantwortung als Arbeitgeber stehen, müssen sie doch auch die Ressource Ehrenamt gezielt einsetzen. Durch das HPG werden vermehrt Begleitungen in stationären Einrichtungen der Krankenhäuser, stationären Altenhilfe und Einrichtungen der Behindertenhilfe möglich. Hier öffnen sich sogar neue Türen, um hospizliche Haltung durch Ehrenamtliche einzubringen. Die Hospizbegleiter können frei von finanziellen Notwendigkeiten ihr Angebot von Zeit, Begleitung und Dasein umsetzen und vorleben. Sie müssen weiterhin die Mahner sein, die in einem zunehmenden regelversorgten Sterbebegleitungssystem den Finger heben und auf mögliche Überversorgung der Sterbenden hinweisen. Sie können den Betroffenen ihre Stimme geben, denn die Hospizbegleiter sind nicht den Hierarchien verantwortlich und auch nicht ihnen untergeordnet.

Hier liegen neue Aufgaben für die Vorstände in der Begleitung und Rückenstärkung der Hospizbegleiter, die Fahne der Hospizidee direkt vor Ort bei den Menschen hoch zu halten.

Und hier müssen Werte auch neu vermittelt werden an das »neue Ehrenamt«, die neue Generation von Ehrenamtlichen, die sich zur Verfügung stellen, aber nicht aus den gewachsenen Hospizstrukturen, sondern oft aus ihrem aktiven Arbeitsfeld kommen und die sich auf der Sinnsuche bzw. auf der Suche nach einer sinnstiftenden Beschäftigung befinden.

Vorstände müssen also neben ihrer eigenen persönlichen Qualifikation darauf achten, dass die nötige Wissensvermittlung auch für die Ehrenamtlichen angepasst wird.

Und: Haltung muss gelebt werden, um sicher zu stellen, dass die Hospizarbeit mit ihren Werten auch weiterhin in der Zukunft eine Stimme hat.

3 Besonderheiten ehrenamtlicher Leitung im Hospizbereich

Der (ehrenamtliche) Vorstand bildet schon immer das Leitungs- und Führungsgremium. Er verantwortet maßgeblich die strategische Ausrichtung in Kooperation mit der Geschäftsleitung und dem Mitarbeiterteam. Wenn Hauptamtliche dort ins Spiel kommen, wo bislang ausschließlich Ehrenamtliche gearbeitet haben, wird eine Schwelle überschritten: Der Vorstand übernimmt die Rolle eines Arbeitgebers mit allen Rechten und Pflichten.

Kontrolliert wird der Vorstand von der Mitgliederversammlung (innovative Organisationsformen sehen inzwischen auch Aufsichtsräte als zusätzliche Kontrollinstanz neben der Mitgliederversammlung vor). In das operative Geschäft mischt sich der Vorstand jedoch so wenig wie möglich ein.

> **Beispiel**
> Nach Einführung der SAPV wird der Bereitschaftsdienst der Ärzte nicht klar geregelt. Soll ein Arzt innerhalb einer bestimmten Zeit am Krankenbett sein oder genügt die telefonische Erreichbarkeit?
> Eine allgemeine Regelverpflichtung laut Mustervertrag gibt es nicht. Die Rufbereitschaft ist ebenfalls eine Teamleistung, wobei die Ärzte natürlich verpflichtet sind, z. B. bei Medikamentenänderung sich einen persönlichen Eindruck zu verschaffen. Das ist in aller Regel aber auch eine teaminterne Vertrauensfrage.
> Der Vorstand wird hier zuerst die Team-Mitglieder befragen, ob sie sich von den Ärzten gut genug unterstützt fühlen und welche Regelung sie vorschlagen. Darüber wird er dann im Einklang mit dem Gesetz entscheiden. Das wird z. B. in einer Dienstanweisung konkretisiert und verbindlich gemacht.

Die ehrenamtliche Leitung von Hospizvereinen geschieht heutzutage vor dem Hintergrund, dass sich viele der 1 500 Hospizvereine von Initiativen zu Institutionen weiterentwickeln (Fink 2012). Etwa 80 % der Vereine arbeiten mit Hauptamtlichen. Das ist ein starkes Indiz für »Institutionalisierung« (Berger und Luckmann 1986). Darunter versteht man, dass Improvisationen und spontane Aktivitäten (hier: Krankenbesuche und Sterbebegleitung) aus dem Pionierstadium herauskommen und sich fest etablieren, indem sich Routinehandlungen entwickeln.

Dieser Prozess der Institutionalisierung der Hospiz*bewegung* ist unterschiedlich weit gediehen. Die Ungleichzeitigkeit der Erneuerung macht einen Teil der hospizlichen Vereinswirklichkeit heute aus.

Der Trend zur »Veruflichung« kommt seit längerem in allen sozialen Feldern vor. Veruflichung ist nicht dasselbe wie

3 Besonderheiten ehrenamtlicher Leitung im Hospizbereich

Professionalisierung: Auch Ehrenamtliche sind auf ihre Weise Profis, sofern sie Qualifizierung und Weiterbildung nutzen. Die Vorreiterrolle, welche die Hospizbewegung einst gespielt hat, hat in dem Maße abgenommen als auch andere Akteure deren Anliegen aufgegriffen und realisiert haben. Das hat wiederum Rückwirkung auf die Bewegung selbst, insofern etwa vom Gesetzgeber neue Möglichkeiten geschaffen wurden, die eine weitere Ausdifferenzierung und Spezialisierung des Angebotes ermöglichen (wie AAPV *plus* SAPV). Der Zuwachs an Aufgaben, Qualifikationen und ganz schlicht auch die wachsende Anzahl der Beteiligten aus unterschiedlichen Professionen stellt daher den ehrenamtlichen Vorstand vor neue Herausforderungen.

Vorstände können sich dieser Entwicklung nicht entziehen, müssen sich ihr vielmehr stellen. Sie können und sollen dabei ein spezifisches Verständnis von Führung entwickeln. Keineswegs sind stark hierarchisierte Institutionen wie etwa Krankenhäuser mit entsprechendem Autoritätsgefälle geeignete Modelle; ebenso wenig industrielle »Vorbilder«. Vorständen bleibt folglich nichts anderes übrig, als selbständig nach Wegen zu suchen, wie sie den Verein in der Kooperation mit Hauptamtlichen »managen« wollen, um dieses unschöne Wort einmal zu gebrauchen.

Welche Möglichkeiten, Modelle und Praxishilfen gibt es, um der Aufgabe gerecht zu werden? Insbesondere, wenn Hauptamtliche eingestellt werden: Sozialpädagogen, Pflegekräfte, Ärzte, … Davon handelt dieser Abschnitt. Es soll Vorstände dazu ermutigen, »in Führung zu gehen«, d. h. die Führungsverantwortung für Hauptamtliche zu übernehmen.

3.1 Zum Change-Management motivieren

Umbrüche, neue Anforderungen, krisenhafte Entwicklungen erfordern vorübergehend mehr Energie und Engagement (neudeutsch: »Change-Management«; ▶ Kap. 4.8.4). Der Vorstand wird sich folglich fragen, ob er bereit ist für den Wandel, welche Ressourcen er zur Verfügung stellen will und worauf es ankommen soll. Es geht um die eigene Motivation und die der Mitarbeiter. Was motiviert den Vorstand als Führungs- und Leitungsgremium?

Motivation kommt vom Lateinischen *movere*, sich auf ein Ziel hinbewegen. Der Anreiz kann von außen kommen (extrinsisch), etwa vom Markt und/oder von innen, etwa vom Ungenügen an der Situation (intrinsisch). Die Motive, die Beweggründe für ehrenamtliches Engagement sind dementsprechend vielfältig und können kaum auf einen Nenner gebracht werden.

Der Vorstand als Leitungsgremium auf dem Weg zum Unternehmertum wird sich jedoch nicht generell von anderen Führungskadern unterscheiden. Daher lohnt es sich, einen Blick auf Ergebnisse von Umfragen bei Tausenden von Führungskräften in Wirtschaftsunternehmen zu werfen. Die Rangordnung variiert:

Die häufigsten Motive:
- Sichtbarer Erfolg
- Sinnvolle Tätigkeit
- Freude in und an der Arbeit
- Handlungsspielräume
- Feedback - Anerkennung
- Soziale Beziehungen
- Work-life-Balance
- (Selbst-)Entwicklung
- Status und Perspektiven

- Kontext (Firmenkultur, Ressourcen)
- Vergütung mit Leistungsbezug

An die Stelle des Letzteren tritt im Ehrenamt: z. B. der Gesellschaft etwas zurückgeben aus Dankbarkeit für das, was man erhalten oder erreicht hat. (Das schließt allerdings eine angemessene Bezahlung nicht aus.) Die Erfahrung, z. B. bei den eigenen Eltern selbst einmal Nutznießer eines Hospiz- und Palliativvereins gewesen zu sein, also gute Erfahrungen mit einem solchen Dienst gemacht zu haben, ist ein weiteres Motiv.

Eine transnationale Studie zur Freiwilligenarbeit (Ehrenamt) in Hospiz- und Palliativvereinen zeigt durchgehend zwei Motive (Goossensen et al. 2016, S. 187):

»volunteers are strongly motivated by altruism and civic responsibility.«

Die Hospizbegleiter stehen weniger in der »Hippocratic tradition« (kurz gesagt: Trennung von Medizin und Religion) als der »Asklepian tradition« (= bio-psycho-sozio-spirituelle Medizin).

Die »Asklepian tradition« liegt auf der Linie des »›being there‹, which, in the Netherlands (*er zijn*) and in German-speaking countries (*Dasein*), was chosen as the core concept for HPC (hospice and palliative care, Anm. d. Verf.) volunteering« (Goossensen et al. 2016, S. 189).

Von denen, die das Konzept »Dasein« bejahen, unterscheiden einige zwischen »the relationship between ›being there‹ and ›performing tasks‹« (Goossensen et al. 2016, S. 189).

Unzureichende Führung und Leitung wird nicht selten für Demotivation von Mitarbeitern verantwortlich gemacht. Leitende stehen emotional nicht außerhalb des Spielfelds der Organisation. Wichtig ist, dass der Vorstand seine Entscheidungen und speziell die Art und Weise ihres Zustandekommens wie ihrer Kommunikation mit dem Gesamtverein unter dem Aspekt der

Motivation betrachtet. Autoritarismus, Misstrauen, mangelnde Absprachen, Eingriffe in Kompetenzbereiche, unqualifizierte Äußerungen und fehlende Empathie – um nur einige Beispiele zu nennen – führen zu einer Misstrauenskultur, die sich unmittelbar demotivierend auswirkt. Dem gilt es vorzubeugen. Die Mitglieder des Vorstands sollten sich daher über ihre eigene Motivation hin und wieder Gewissheit verschaffen. Zudem können sich Motivationen im Zeitverlauf ändern! Die Motivation des Vorstands kann dabei in Relation zur Motivation der Mitarbeiter gesetzt werden. Dazu eignet sich ein Motivationsraster in Anlehnung an Rolf Wunderer (2011), emeritierter Professor für Führung und Personalmanagement in St. Gallen. Wunderer hat, im Gegensatz zu vielen seiner Kollegen, Führung immer unter sozial-ethischen Gesichtspunkten, am Leitbild der sozialen Marktwirtschaft, betrachtet. Das eignet sich besonders für die Zwecke ehrenamtlicher Führung.

Tab. 1: Motivationsraster (nach Wunderer 2011, S. 124): Was motiviert mich zur Arbeit im Vorstand/Verein?

1. professionelle Motivation (durch die Arbeit selbst)	2. Vereinsmotivation (durch Institution)	3. private Motivation (durch berufliche Rolle)
interessante / sinnhafte Arbeit	seriöser / sozialer / erfolgreicher Arbeitgeber	sinnvolle Differenzierung zwischen Arbeit und Freizeit
Entwicklungschancen	interessante Thematik	Synergien zwischen Beruf und Freizeit
fördernde Arbeitssituation	attraktive Örtlichkeit	Synergien für private Bezugspersonen (Partner, Eltern, Kinder, Freunde)

Tab. 1: Motivationsraster (nach Wunderer 2011, S. 124): Was motiviert mich zur Arbeit im Vorstand/Verein? – Fortsetzung

1. professionelle Motivation (durch die Arbeit selbst)	2. Vereinsmotivation (durch Institution)	3. private Motivation (durch berufliche Rolle)
(sachlich / personell)	Fördernde Organisations-Führungskultur	Selbstachtung / Anerkennung / Entwicklung
4. Verbandsmotivation (durch Verband)	**5. Führermotivation (durch MitarbeiterInnen)**	**6. Kollegenmotivation (durch Vorstandskollegium)**
interessantes Fortbildungsprogramm	»Leistungs«ergebnisse (zielführend flexibler Einsatz)	Unterstützung der Arbeitsziele
Mitwirkung / Mitsprache	Leistungsverhalten (v.a. selbstständig)	Problembewusstsein und Offenheit für Neues
persönliche und fachliche Kommunikation	Sozialverhalten Kritisch loyal, Teamgeist	Zuverlässigkeit
Beratung und Begleitung	Akzeptanz / Förderung der Vereins- und Vorstandsziele	Aufwandsmindernde Kooperation / Achtsamkeit

Motivation setzt sich bekanntlich aus vielen einzelnen Motivatoren zusammen. Die Motivation in der *Rolle* als Vorstand ist in diesem Raster in sechs Teilmotivationen mit jeweils vier Items differenziert.

> Die praktische Arbeit mit diesem Motivationsraster, bewährt in zahlreichen Führungskräfteschulungen, könnte in etwa so erfolgen:
> Schritt 1:
> 1. Motivationsraster als Arbeitsblatt austeilen
> 2. Jeder Teilnehmer erhält 5 bis 7 »Motivationspunkte«
> 3. Jeder Teilnehmer verteilt seine Motivationspunkte über die 24 Items.
> 4. Die Punkte werden anonym auf das Flipchart übertragen. (Wahlkabine)
> 5. Das Ergebnis der »Abstimmung« wird allen Vorstandsmitgliedern vorgestellt.
>
> Schritt 2:
>   Anregungen zum Gespräch im Vorstand:
> 1. Was fällt Ihnen auf? Was hätten Sie so (nicht) erwartet?
> 2. Welche Rückschlüsse ziehen Sie daraus für die Arbeit im Vorstand?
> 3. Wo liegen Gemeinsamkeiten / Unterschiede bei den Einzelnen?
> 4. Was folgt daraus für die Motivation als Vorstand?
>
> Was sollte der Vorstand beibehalten / pflegen / ändern?

Alternativ kann die Befragung gleichzeitig für die hauptamtlichen Mitarbeiter durchgeführt werden. Besonders informativ ist dann der Vergleich der strukturellen Motivation der Mitarbeiter mit der Gesamtmotivation des Vorstands. »Die Bedeutung der Motivstruktur der Führungskraft und ihre Vereinbarkeit mit derjenigen der Geführten wird weitgehend vernachlässigt.« (Wunderer 2011, S. 122)

Die skizzierte Methode kann dem entgegenwirken. Der Vorstand, der seine Motive reflektiert und sie mit denen der Mitarbeiter in Beziehung setzt, hat einen klaren Vorteil im Change-Prozess. Er wird die Mitarbeiter besser mitnehmen und für das Neue begeistern können, wenn er an den Motiven der Mitarbeiter überzeugend anknüpfen kann, weil er sie kennt. Eine notwendige Voraussetzung für Mit-Unternehmertum!

3.2 Mitarbeiter als Mit-Unternehmer einbeziehen

»Unter Mit-Unternehmertum (synonym: internes Unternehmertum) verstehen wir die aktive und effiziente Unterstützung der Unternehmensstrategie durch problemlösendes, sozialkompetentes und umsetzendes Denken und Handeln einer möglichst großen Anzahl von Mitarbeitern aller Hierarchie- und Funktionsbereiche mit hoher Eigeninitiative und -verantwortung in / mit dafür fördernden Strukturen und Personen.« (Wunderer 2011, S. 51)

Das ist eine geeignete Definition und zugleich eine Herausforderung für Hospizvereine, weil in ihnen eine Bandbreite von Funktionsbereichen vorhanden ist und prinzipiell alle eingeladen sind mitzudenken, mitzureden und mitzuentscheiden. Mit-Unternehmertum setzt auf geteilte Verantwortung.

Die Begleitung schwerstkranker und sterbender Menschen in und mit einem Hospiz- und Palliativverein, beinhaltet demzufolge auch eine gestufte Mitwirkung beim »decision making« der Leitungsebene. Mitgliederversammlung, Vorstand, Geschäftsführung haben je unterschiedliche Zuständigkeiten. Ausnahmslos alle ehrenamtlichen und hauptamtlichen Mitarbeiter sind als Mitunternehmer zu verstehen und zu behandeln, seien sie auch in einer scheinbar noch so marginalen Rolle oder Aufgabe. Alle sollen sich zudem als selbstständiger Teil des größeren Ganzen sehen.

Dafür sind die Voraussetzungen im Verein in aller Regel vorhanden. Denn gerade Hospizvereine werden von einem hochmotivierten – zeitweise übermotivierten – Stab von Mitarbeitern in Bewegung gehalten. Sie alle tragen zum Erfolg bei. Der Vorstand ist erfolgreich, wenn er diese Ressourcen für die Ziele des Vereins erkennt und nutzbar macht. Die Ressourcen bestehen in Fähigkeiten und Begabungen, die für den Verein nützlich sind. Dazu gehört das persönlich-berufliche Netzwerk der Mitarbeiter. Es kann Hinweise auf interessante Personen für die Aufgaben des Vereins geben. Das erfährt nur, wer Interesse für die Mitarbeiter als Menschen zeigt.

> **Beispiel**
> In einem Hospizverein hat sich der Vorstand vorgenommen, das Markenzeichen zu ändern, es moderner und zeitgemäßer zu gestalten. Das trifft auf einmütigen Widerstand einiger Gründungsmitglieder. Die Fronten haben sich so verhärtet, dass ein neuer Vorstand gewählt wird.
>
> Der Vorstand versäumte es, die altgedienten Mitglieder, die den Verein gegründet und durch schwierige Zeiten gesteuert haben, mitbestimmen zu lassen. Gerade das LOGO als Symbol (siehe unten »symbolische Führung«) drückt die Identität eines Vereins aus. Deswegen kann es nur mit Zustimmung einer großen Mehrheit geändert werden. Dazu bedarf es der Konsultation und Partizipation. Die Neuen sichteten Alternativen, trafen eine Vorauswahl und legten sie der Mitgliederversammlung zur Entscheidung vor.

3 Besonderheiten ehrenamtlicher Leitung im Hospizbereich

Der Weg zur unternehmerischen Ausrichtung aller Mitarbeiter, die zu Mitunternehmern werden sollen, geht über ein ganzheitliches Führungsverständnis. Die Art der Leitung »[…] betont das mitunternehmerische Verhalten im betrieblichen Leistungsprozess; sie soll die Kreativität der Mitarbeiter stimulieren und auf die Innovationsbedarfe des Unternehmens ausrichten.« (Wunderer 2011, S. 36)

Damit diese Theorie in der Praxis nicht zu charismatisch-narzisstischem »Leadership« führt, sollte die gesamte Organisation von ihrer Struktur über die Kultur bis zur Unternehmensverfassung konsistent mit-unternehmerisch gestaltet werden. Das kann, muss aber nicht, im Unternehmensleitbild und in Führungsgrundsätzen expliziert bzw. verschriftlicht werden.

Doch wie könnte das Zusammenwirken von Vorständen und Mitarbeitern bei der Einstellung neuer Mitarbeiter konkret aussehen? Im Zuge der Neuausrichtung von Hospizvereinen wurden und werden z. B. neue Mitarbeiter eingestellt. Es muss geklärt werden, welche Aufgabe, Kompetenz und Verantwortung sie jeweils besitzen sollen. Auch die organisatorische Einbindung muss geregelt werden. Im Vorstand muss jemand die Führung der neuen Mitarbeiter übernehmen (oder sie an Hauptamtliche delegieren!). Wer dient als Ansprechpartner? Wie werden die ehrenamtlichen Mitarbeiter einbezogen? Der Vorstand muss sich dazu Regeln geben.

Beispiel
Ein kleiner Verein will eine hauptamtliche Koordinatorin einstellen, weil die Aufgaben vielfältiger geworden sind. Die Finanzlage lässt das eigentlich nicht zu.
Die Lösung besteht im Zusammenwirken mit anderen Vereinen. Die Mitgliederversammlung sollte vorher in die Überle-

> gungen eingebunden werden, nicht erst, wenn die Entscheidung vom Vorstand getroffen wurde.

Ein gutes Networking erleichtert das Zusammenspiel im Prozess der Entscheidungsfindung. Beim Einstellungsverfahren sind möglichst Vertreter aller beteiligten Hospizvereine einbezogen.

Mitarbeiter werden dann motivierter sein, wenn sie die strategischen Entscheidungen des Vorstands nachvollziehen können und im Vorfeld ihr Wissen, Können und Wollen einbringen können. Entscheidungen des Vorstands bedürfen immer der Verankerung im Engagement der Mitarbeiter. Sie sollen sie ja umsetzen und mittragen.

Organisationspsychologisch wird Mit-Unternehmertum durch »Extra-Rollenverhalten« konkretisiert. Dieses geht über festgelegte Rollenanforderungen – wie sie etwa im Arbeitsvertrag festgelegt sind – weit hinaus (von Rosenstiel 1999, S. 84).

Vereine leben davon, dass alle mehr tun, als das, wofür sie belohnt werden. Das gilt geradezu per definitionem für jeden Ehrenamtlichen, weil er / sie unentgeltlich arbeitet. Die Belohnung erfolgt daher immateriell: Ehrenamtliche Vorstände können nicht selten anerkennend hören: »Sie machen das ja alles kostenlos.«

Daher können ehrenamtliche Vorstände (und weitere Ehrenamtliche und Hospizbegleiter) allein schon durch die Tatsache des unentgeltlichen Engagements die Hauptamtlichen im Sinn des Mit-Unternehmertums beflügeln. Das schließt nicht aus, sondern fordert sogar, dass das Engagement zeitlich begrenzt werden kann.

Zusammenfassung

Führung motivational bedeutet: Motivierung ist eine zentrale Führungsaufgabe. Die Werte der Hospiz- und Palliativ-Bewegung, deren Ziele und die konkreten Aufgaben sollen
* attraktiv gestaltet,
* dialogisch kommuniziert (face-to-face) und
* partizipativ integriert werden.

Mitarbeiter werden entsprechend ihrem Können und Wollen in Entscheidungen einbezogen. Dadurch wird Demotivation vermieden und Remotivation gefördert. Das führt zu geteilter Verantwortung (»mit-verantworten«) (▶ Abb. 1):

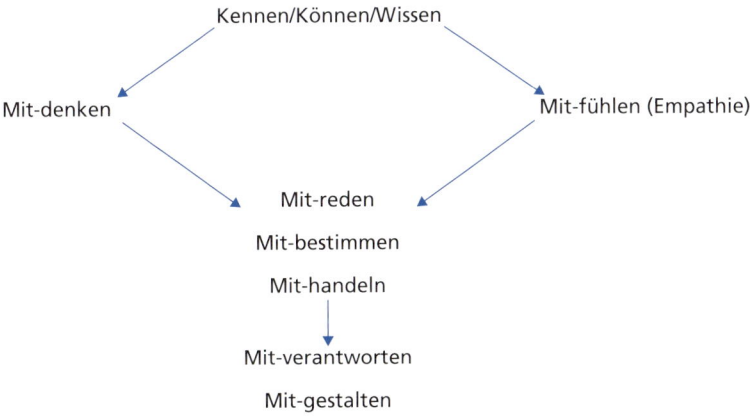

Abb. 1: Vom Mit-Wisser zum Mit-Gestalter.

Der ehrenamtliche Vorstand zeigt schon durch seine Existenz, dass Motivation etwas anderes ist als »mehr Geld – mehr Leistung«. Er setzt auf hauptamtliche Mitarbeiter, die sich auch unangenehmen und weniger beliebten Aufgaben stellen. Er selbst ist bereit, die eigene Motivation kritisch zu hinterfragen und analysiert seine Arbeit im Hinblick auf die Bekräftigung der Motivation der Mitarbeiter.

4 Förderungskonzept für ein gutes Miteinander

Im Folgenden steht die Förderung der Mitarbeiter im Vordergrund. Fördern steht bewusst vor fordern. Dies ist dialektisch zu verstehen, weil fordern den Mitarbeiter auch fördern kann, solange es ihn nicht überfordert. Das Kapitel will Orientierung geben und Verhaltenschancen für Mitarbeiter mit und ohne Führungsfunktion benennen. Dabei stehen die Identifikation, die Motivation und die Kooperation im Vordergrund. Es geht grundsätzlich darum, menschliche Potentiale und Ressourcen für den Verein zu nutzen, weniger um juristisch-administrative Maßnahmen. Wer nach »Leitungstricks« sucht, wird enttäuscht werden. Es geht um eine motiv- und wertebasierte Führung, ohne die jede Führungstechnik zum Scheitern verurteilt ist.

4.1 Sozialkompetenz steigern durch Vorschuss an Vertrauen

Zur Basis des unternehmerischen Führens unter dem Aspekt der Sozialkompetenz gehört fundamental das Vertrauen in seinen verschiedenen Facetten. Man könnte das Lenin zugeschriebene Wort umkehren: »Kontrolle ist gut, Vertrauen besser«. Ein vernünftiges Controlling der Zahlen steht dem freilich nicht entgegen, wie die eminent wichtige Rolle des Schatzmeisters beweist. Es unterstützt die Prozesse und das vertrauensvolle Zusammenwirken. Es steht für ZDF: Zahlen, Daten und Fakten. Vertrauen und Kontrolle bedingen sich gegenseitig. Grundlegend ist das Vertrauen, das man z. B. auch in die Statistik haben muss.

Gerade wenn ganz unterschiedliche Professionen zusammenwirken, wenn die berufliche Herkunft divergiert und die Zukunft der Hospizarbeit starkem Wandel unterliegt, gilt es, einen Vorschuss an Vertrauen in die Zukunft zu investieren.

> **Beispiel**
> Einführung SAPV: Ein Hospizverein der ersten Stunde gründet nach mehr als zwanzig Jahren ein SAPV-Team. Der Verein wächst schnell von drei auf fünfzehn Hauptamtliche an. Ein neu eingestellter Arzt hat 20 Jahre Klinikerfahrung hinter sich. Eine neue EDV muss eingeführt werden. Die Räume sind zu eng geworden. Ein Umzug steht an.
> Die bisherigen Mitarbeiter und die »Neuen« müssen sich erst zusammenraufen. Der Vorstand hat das Vertrauen, dass der Prozess des Change-Managements gelingen wird. Er »predigt« den Geist des Miteinanders und überlegt zusammen mit

> dem Team, wie der Prozess der Integration gelingen kann (▶ Anhang 1: Zukunftsworkshop).
> Ohne einen Vorschuss an Vertrauen werden Umorganisationen und Fusionen schwierig. Das kennt man aus der Wirtschaft. Die Kulturen müssen erst zusammenwachsen. Die »Altgedienten« und die »Neulinge« brauchen dazu die Ermutigung und Aufmerksamkeit des Vorstands. Gemeinsame Supervision von AAPV und SAPV – ohne Vorstand – ist dabei unentbehrlich.

Vertrauen beinhaltet im Kontext eines Teams Folgendes:
- Vertrauen in die eigene Kompetenz (fachlich wie persönlich)
- die Fähigkeit, anderen zu vertrauen
- Umsetzungsvertrauen
- Systemvertrauen
- Netzwerkvertrauen
- Schicksalsvertrauen

Komplexe Organisationen brauchen transparente, nachvollziehbare, unterstützende Arbeitsabläufe, damit insgesamt das Grundgefühl entsteht, in dieser Organisation »gut aufgehoben zu sein«. Ein sozialkompetenter Vorstand achtet dabei auf das »Sozialkapital« des Vereins, das individuelle wie soziale Ressourcen beinhaltet, in kollegialen Beziehungen wächst und sich auf Lebensqualität, Gesundheit und Engagement positiv auswirkt.

Er fordert und fördert die Bereitschaft und Fähigkeit *aller*, das jeweils größere Ganze im Blick zu behalten. Umsichtig und solidarisch zu handeln beinhaltet, die Auswirkungen des eigenen Verhaltens auf die Mit-Akteure so zu gestalten, dass deren berechtigte Anliegen nicht zu kurz kommen und sich deren Potential entfalten kann (▶ Abb. 2).

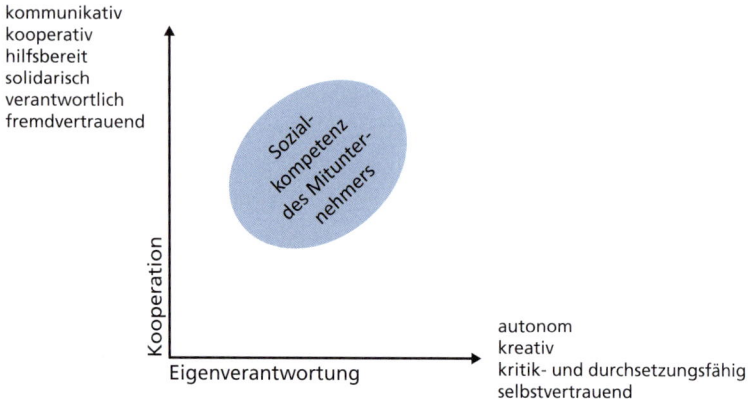

Abb. 2: (Wunderer 2011, S. 60) Anforderungen an die Sozialkompetenz von Mitarbeitenden bei sich verändernden Umfeldbedingungen.

4.2 Subsidiarität mit Leben füllen

Grundlegend für demokratische Gesellschaften und kompatibel mit dem o. g. solidarisch-kooperativen Menschenbild ist das Prinzip »Subsidiarität«. Es findet sich erstmals in einer Rede von Abraham Lincoln:

»The legitimate object of government is to do for a community of people whatever they need to have done but cannot do at all, or cannot so well do for themselves in their separate and individual capacities. In all that the people can individually do as well for themselves, government ought not to interfere.«

Bekannt und wirkmächtig wurde das Sozialprinzip Subsidiarität jedoch durch die Sozialenzyklika Quadragesimo Anno (QA) von Pius XI. aus dem Jahr 1931 (Pius XI. 1931).

»Wie dasjenige, was der Einzelmensch aus eigener Initiative und mit seinen eigenen Kräften leisten kann, ihm nicht entzogen und der Gesellschaftstätigkeit zugewiesen werden darf, so verstößt es gegen die Gerechtigkeit, das, was die kleineren und untergeordneten Gemeinwesen leisten und zum guten Ende führen können, für die weitere und übergeordnete Gemeinschaft in Anspruch zu nehmen; zugleich ist solches überaus nachteilig und verwirrt die ganze Gesellschaftsordnung. Jedwede Gesellschaftstätigkeit ist ja ihrem Wesen nach subsidiär: sie soll die Glieder des Sozialkörpers unterstützen, darf sie aber niemals zerschlagen oder aufsaugen.« (QA Nr. 79)

Das Prinzip kann analog auf Organisationen, besonders auf das Verhältnis von Hauptamtlichen und Ehrenamtlichen angewandt werden. Die Arbeitsaufgaben, der Umfang der Arbeit und die Art und Weise der praktischen Verwirklichung sind bei Hauptamtlichen im Arbeitsvertrag geregelt. In deren operatives Geschäft hat der Vorstand grundsätzlich nicht einzugreifen. Ausnahme von der Regel: Unverträglichkeiten/Unbekömmlichkeiten, die anders (Supervision, externe Beratung, Mediation) nicht behoben werden können. Das setzt voraus, dass Vorstände in etwa wissen, was Hauptamtliche (und andere Ehrenamtliche) tun. Pädagogisch wird Subsidiarität auch im Prinzip von Maria Montessori wirksam: »Hilf mir, es selbst zu tun.«

4.3 Mit Zielen führen

»Als wir das Ziel aus den Augen verloren, verdoppelten wir die Anstrengungen.« (Mark Twain)

Die Mitarbeiter sind Experten in ihrem Aufgabenbereich. Sie wissen am besten, was sie für ihren Bereich zu leisten vermögen. Sie sollten von Zeit zu Zeit ihre Ideen, ihre aus der Praxis gewonnenen Erfahrungen dem Vorstand als Ziele präsentieren dürfen. Natürlich können und müssen die Ziele vom Vorstand im Hinblick auf die vorgegebenen Ziele der Vereinsstrategie geprüft und gegebenenfalls modifiziert werden. Wichtig ist auch hier das vertrauensvolle Gespräch auf Basis von Argumenten. So kann etwas wünschenswert sein, aber das Geld dafür ist schlicht nicht vorhanden. Das kann der Mitarbeiter einsehen und entsprechende gegenläufige Entscheidungen des Vorstands besser nachvollziehen. Sogar noch mehr: Der Vorstand fordert den Rat und die Expertise des Mitarbeiters ein, weil er nur so seine Arbeit sachgerecht leisten kann.

Es wäre daher ein großer Fehler zu meinen, jetzt habe man die Ziele gesetzt oder vereinbart und nun liefe alles von selbst. Dazu sind die Einflussfaktoren des Marktes, Auswirkungen der Gesetzgebung und personelle Änderungen zu vielfältig und unvorhersehbar. Auch mit unterschiedlichen Zielinterpretationen und Zielkonflikten ist zu rechnen. Deswegen bedarf es steter Begleitung und Rückmeldung im laufenden Prozess. Ziele müssen dann angepasst, differenziert und eventuell nach unten korrigiert werden. Auf diese Weise wird der Vorstand nicht unsachgemäß in das Gebiet der Mitarbeiter hineinregieren und trotzdem Interesse für die Mitarbeiter signalisieren.

Die Entwicklung eines Menschen erfolgt zwischen hartnäckiger Zielverfolgung und flexibler Zielanpassung (Brandstädter 2011, S. 112 ff). Diese Erkenntnis der Individualpsychologie ist auf die Organisation anwendbar. So unentbehrlich es ist, anspruchsvolle Ziele konsequent zu verfolgen, so schädlich wäre es, unerreichbar gewordenen Zielen Aufmerksamkeit und Zeit zu widmen. Die Energien können dann auf aussichtsreichere Felder umgeleitet werden. Das reduziert Ärger, Demotivation und Frustration. Es kommt dann darauf an, schnell die Richtung zu ändern, damit die Verluste rechtzeitig eingedämmt werden können.

> In jedem Führungsseminar werden Ziele deshalb nach dem SMART-Schema »gecheckt«, d. h. Ziele sind:
> Spezifisch (= abgegrenzt, konkretisiert)
> Messbar (= operationalisierbar)
> Attraktiv (= identifizierbar)
> Realistisch (Aufwand und Ertrag in angemessenem Verhältnis)
> Terminiert (Zeitschiene, eventuell mit Zwischenstationen)

Werden Ziele zu hoch gesteckt, droht permanente Überforderung; werden sie zu niedrig gesteckt, dümpelt das Vereinsleben vor sich hin (auch hier sei an die Methode Zukunftsworkshop erinnert, ▸ Anhang 1).

SMARTe Ziele könnten sein:
- In zwei Jahren die 200 Mitgliedergrenze überschreiten
- Die Homepage bis ... neu gestalten
- Mit dem örtlichen Moschee-Verein Kontakt pflegen und mit einem Besuch beginnen
- Die Netzwerkbildung in den nächsten 3 Monaten vorantreiben durch Einladung aller Akteure.

Die Ziele des Vereins und die Ziele der Mitarbeiter sind nicht immer deckungsgleich. Jeder verfolgt legitimer Weise auch persönliche Ziele, die für den Verein nützlich sein können – oder eben auch nicht. Die persönlichen Ziele zu eruieren und – das ist die große Kunst – mit den Zielen des Vereins verknüpfen zu können, ist u. a. Gegenstand des Jahresgesprächs.

Beispiel
Das Jahresgespräch als Zielvereinbarungsgespräch
Ziele sind vorgegeben oder werden vereinbart. Das Verhältnis von vorgegebenen und vereinbarten Zielen sollte – wo immer möglich – zugunsten der Letzteren ausschlagen. Ziele heben Ressourcen des Vereins und der Mitarbeiter. Wenn der Zielfindungsprozess partizipativ gestaltet wird, erhöht sich die Zielbindung aller Beteiligten. Das verstärkt sich noch, wenn in regelmäßigen Abständen Rückmeldungen (siehe unten Feedback) über die Fortschritte bei der Zielerreichung gegeben werden und bei positiver Entwicklung »Lob« ausgesprochen wird. Um keine Missverständnisse aufkommen zu lassen: Schon das Bemühen rechtfertigt in jedem Fall entsprechende Anerkennung. Damit sollte man nie geizen. Das bekannte gegenteilige Bonmot (»Nicht geschimpft ist gelobt genug«) hat in der Vorstandsarbeit keine Daseinsberechtigung.

In seiner einfachsten und effektivsten Form ist das Jahresgespräch dreigeteilt:
- Rückblick: Was haben wir (nicht) erreicht?
- Gegenwart: Wie sehe ich / wie der Vorgesetzte die Situation?
- Zukunft: Wo wollen Sie / wir hin? Was brauchen Sie dazu (z. B. Weiterbildung)? / Was sind Sie bereit zu geben?

Die Zielvereinbarung wird schriftlich fixiert. Das Gespräch sollte keine (unangenehmen) Überraschungen bieten, sondern aus der Distanz, losgelöst vom Alltagsstress auf das Ganze schauen. Mit Anerkennung sollte der Führende nicht geizen. Er sollte sich selbst der Kritik stellen: Wie kommen Sie mit mir zurecht? Was erwarten/wünschen Sie sich mehr/weniger? Eine Vertiefung der Thematik findet sich bei Pekdemir (2014).

4.4 Selbstständig Ziele verfolgen durch Delegieren

Delegation setzt Subsidiarität voraus (▶ Kap. 4.2). Delegation meint rechtlich die Übertragung von Kompetenzen und Verantwortung auf eine andere Person. Delegation hängt eng mit der Zielorientierung zusammen. Wenn die Ziele festgelegt sind, braucht der Mitarbeiter auch die Befugnis, im Rahmen seines (erweiterten) Aufgabengebietes selbstständig und eigenverantwortlich Ziele zu verfolgen. Die Betonung liegt hier auf »eigenverantwortlich«; denn:

> »Wenn ich nur darf, wenn ich soll, aber nie kann, wenn ich will, dann mag ich auch nicht, wenn ich muss.
> Wenn ich aber darf, wenn ich will, dann mag ich auch, wenn ich soll, und dann kann ich auch, wenn ich muss.« (Johannes Conrad (1929-2005))

Die letzte Verantwortung, die Führungsverantwortung, bleibt jedoch immer bei der vorgelagerten Ebene. Die Delegation erfolgt wiederum im Rahmen eines Gespräches. Dabei zeigt die vorgelagerte Ebene, dass sie dem Mitarbeiter etwas zutraut. Sie mutet ihm Entscheidungskompetenz zu und verlangt, Verantwortung zu übernehmen. Die Delegation kann auch an ein Team als Ganzes erfolgen, das dann wiederum die Aufgaben untereinander »weiterdelegiert«.

> Der Dreiklang der Delegation lautet also:
> * Aufgaben übertragen
> * Kompetenzen (Befugnisse) erweitern → Empowerment
> * Verantwortung zuschreiben

Selbstredend entlastet sich der Vorstand damit vom Alltagsgeschäft und kann sich auf seine eigentlichen Aufgaben besser konzentrieren. Was das im Einzelnen beinhaltet, lässt sich kaum allgemein festlegen. Zuviel hängt von der Situation, den handelnden Personen und den Mentalitäten ab. Grundsätzlich kann dabei jedoch auf das von Antons (2011) stammende Modell des Delegationskontinuums zurückgegriffen werden.

Das Delegationskontinuum

Das Delegationskontinuum (▶ Abb. 3) eignet sich zur Analyse des Umfanges der Delegation und hilft im Delegationsgespräch genauer zu klären, wie weit ein Auftrag gehen soll. Aus mitunternehmerischer Perspektive wird man je nach Situation und Person ein Höchstmaß an Verantwortung zuschreiben. Wenn Mitarbeiter es nicht gewohnt sind, wird man entsprechende Zeit einplanen und schrittweise vorgehen. Im Allgemeinen braucht ein solches »Konzept viel längere Entwicklungszeiten als viele Unternehmensleitungen und -berater annehmen und versprechen.« (Wunderer 2011, S. 238)

Und keinesfalls sollte dieses wichtige Thema auf das bloße »Entscheidungen treffen oder delegieren« verkürzt werden – dies wäre eine zu einfache Alternative! Die folgenden Abstufungen aus dem Delegationskontinuum (nach Antons 2011) helfen, den Umgang und die Tragweite von Entscheidungen besser einzuschätzen. Das nutzt beiden Seiten.

Tab. 2: Entscheiden oder delegieren? 6 typische Variationen

Ich habe entschieden …	… und Sie sind eingeladen, mit mir zu besprechen,
gar nichts	ob etwas gemacht werden soll
dass etwas gemacht werden soll	was gemacht werden soll
was gemacht werden soll	wann, wie, wo und von wem es gemacht werden soll
wann, wie, wo und von wem es gemacht werden soll	Beweggründe für meine Entscheidung
alles	nichts, sondern nur um zu hören, welche Konsequenzen für Sie damit verbunden sind
alles	gar nichts

Auswirkungen der Delegation

Die Delegation ist die Basis für kollegiale Beratung. Der Mitarbeiter wird umso wahrscheinlicher rechtzeitig und umfassend seinen Rat nach »oben« geben, je mehr er erfährt, dass er als Experte ernst genommen wird. Daraus zieht er schließlich Geltung und Anerkennung.

Der Vorstand muss sich selbstkritisch hinterfragen, ob und wie weit er loslassen kann, vor allem, wenn er es selbst gut kann und in seinen Augen bisher gut gemacht hat. Das ist umso schwieriger, je mehr der Delegierende sich selbst Fach- und Amtsautorität in diesem oder jenem Bereich zuschreibt. Der Vorstand gibt somit Macht aus der Hand. Er riskiert etwas. Er kann sich mit dem Prinzip »trial and error« anfreunden.

Fehler bei der Delegation

Wenn man vornehmlich unerfreuliche, unangenehme Aufgaben delegiert, muss man sich dann wundern, wenn die Verantwortung zurückdelegiert wird? Vielleicht ist der Delegierte auch persönlich noch gar nicht in der Lage, die übertragene Aufgabe eigenständig zu bearbeiten. Deswegen ist auch die Delegation ein Prozess. Je öfter der Mitarbeiter seine Aufgabe zur eigenen Zufriedenheit und der des Vorstandes (und der Geschäftsleitung) erfüllt hat, desto bereitwilliger wird er weitere Aufgaben übernehmen. Umso mehr wird er sich zutrauen und verlangen, eine umfangreichere Verantwortung zu erhalten.

Umgekehrt ist darauf zu achten, dass nicht immer an dieselben Personen noch weitere Aufgaben delegiert werden, weil sie hoch motiviert sind oder sich einfach nicht trauen, »Nein« zu sagen. Gleichwohl meinen manche zu schnell, sie seien überfordert. Sie fühlen sich schon bei kleinen Zusatzaufgaben ausgenutzt. So wichtig es ist, Beschwerden der Mitarbeiter ernst zu nehmen, so sehr wird man darauf achten, dass nicht ein »Jammern auf hohem Niveau« zelebriert wird. »Jammern ist klagen ohne zu leiden« – lautet ein Bonmot der Organisationsberater. Es ist allerdings nicht immer einfach, strategische Beschwerden von echten zu unterscheiden. Mit der Zeit lernt man die Eigenheiten der Beschäftigten besser kennen.

Zusammenfassung: Partizipation durch Subsidiarität und Delegation

Mitarbeiter:	• Eigenverantwortung und Fremdverantwortung stärken
	• Jeder tut, was er gut kann plus einiges, »das *auch* gemacht werden muss«
Organisation:	• Kompetenzüberschneidungen managen
	• Verantwortungsdiffusion vermeiden
	• Entscheidungen rational *und* emotional treffen (Kopf *und* Bauch gebrauchen)
Führung:	• Handlungsspielräume erweitern
	• Ermutigung, Zutrauen, Ermächtigung (= Empowerment)

4.5 Neufassung der Führungsstile

Tab. 3: Typologie von Führungsstilen

autoritativ / direktiv	kooperativ / konsultativ	delegativ / subsidiär**
nicht: autoritär* oder diktatorisch	auch: partnerschaftlich	nicht: (laisser faire***)
Anweisungen geben	sich informieren, sich beraten, anhören	selbstständig arbeiten lassen
anordnen, festlegen	sich überzeugen lassen	delegieren von
Standhaftigkeit	Dialog und Flexibilität	Aufgabe Befugnis Verantwortung
Ziele vorgeben	Ziele vereinbaren	Ziele selbst bestimmen
Fremdkritik üben	Führungsfeedback	Selbstkritik üben
Fremdkontrolle	Fremd- und Selbstkontrolle	Selbstkontrolle
entscheiden, bestimmen	mit-entscheiden mit-bestimmen	Mitarbeiter entscheidet im Rahmen der Delegation selbst
abmahnen, versetzen, kündigen	vorwarnen, ankündigen, Hintergrundinfo geben	wechseln, selbst kündigen, sich wehren

* **autoritär:**
a) totalitär: ein autoritäres Regime
b) durch absolute gewaltsame Autorität geprägt, darauf beruhend, sich stützend und unbedingten Gehorsam fordernd, eine *autoritäre* Erziehung; sein Vater ist sehr *autoritär;* etwas *autoritär* entscheiden; ihre Kinder wurden *autoritär* erzogen.

** **subsidiär:**
Die vorgelagerte Ebene übernimmt nur Aufgaben, die untergeordnete Einheiten nicht erfüllen können.

*** **laisser faire**
= gewähren lassen (laisser aller = sich gehen lassen); Ungezwungenheit, Nachlässigkeit, Schlamperei
(laissez-faire: Wirtschaftsliberalismus)

Führen und Leiten muss man wollen. Deswegen soll sich der Vorstand in seiner Rolle richtig/wichtig/ernst nehmen. Ein falsch verstandenes »Wir sind alle Kumpel« kann ungeahnte Folgen nach sich ziehen. In seinem Buch »Warum Kinder Tyrannen werden« warnt Michael Winterhoff vor einer falsch verstandenen Partnerschaft zwischen Eltern und Kindern. Das führe zu einer Rollendiffusion. Niemand könne mehr verbindlich sagen, worauf es ankommt. Das Kind könne nicht mehr Kind sein.

Die Mitarbeiter erwarten vom Vorstand, dass er seine Autorität, die ihm qua Amt und – hoffentlich – sozial / kommunikativer Kompetenz zukommt, annimmt. Eine falsch verstandene Demut wäre fehl am Platz. Das hat nichts mit autoritärem Verhalten zu tun (▶ Abb. 2). Das gilt besonders für rechtlich relevante Fragen, wie Verstöße gegen Gesetz, Verordnungen, also im Verwaltungshandeln.

> Deswegen ist eine gewisse Vielfalt an Erfahrungen im Vorstand hilfreich: Arbeitsrechtliches Wissen und Konfliktmanagement, BWL, Soziologie, handwerkliches Geschick, Arbeit in der Pflege, Arbeit als Hospizbegleiter, etc. Multiprofessionalität im Vorstand erleichtert den notwendigen Perspektivenwechsel.

Der Vorstand braucht professionelle Nähe und Distanz, um Fehlverhalten anzusprechen und zu sanktionieren, eventuell durch eine Abmahnung (siehe unten). Es ist gut, dass es ihn als eine leitende Instanz gibt, die da ist, direkt ansprechbar und greifbar. Gerade im Konfliktfall gehört das richtige Verhältnis von digitaler und analoger Kommunikation zum Handwerkszeug. Im Zeitalter der Digitalisierung kann gewiss vieles »online« geschehen. Aber ein noch so intensiver medialer Kontakt ersetzt nicht die räumliche Nähe. Die Faustregel lautet: Je persönlicher und konfliktträchtiger das Thema, desto mehr sucht man das Gespräch »face-to-face«.

Für seine Aufgabe muss der Vorstand gut mit Macht und Autorität umgehen können. Aus dem bisher Gesagten dürfte deutlich hervorgehen, dass Autorität nicht heißt »alles im Griff zu haben«, »die Prozesse zu beherrschen«, »alles unter Kontrolle zu halten«. Autorität muss freiwillig anerkannt werden. Sie ruht auf drei Säulen (▶ Abb. 3).

Die Wahl oder Einsetzung in ein Amt bildet die Grundlage der Autorität innerhalb der Organisation. Mehr als in früheren Zeiten muss der Amtsinhaber aber Autorität erwerben bzw. erweisen, sei es durch fachliches Können, sei es durch persönliche Ausstrahlung (Charakter, Integrität) und/oder die Fähigkeit, andere in der rechten Art und Weise für die gemeinsame Sache zu gewinnen und einzusetzen (Koordination, Kooperation).

4 Förderungskonzept für ein gutes Miteinander

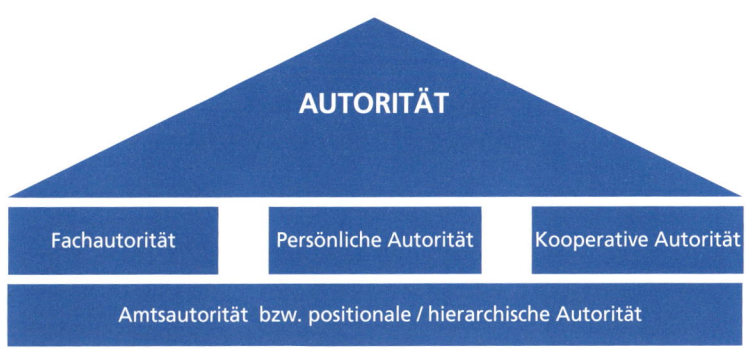

Abb. 3: Die drei Säulen von Autorität

Führung mit Autorität geht zudem leichter, wenn umgekehrt die Mitarbeiter auch zeigen, dass sie den Vorstand und seine Arbeit schätzen. Das motiviert den Vorstand. Umgekehrt muss die Leitung sich selbst reflektieren, eventuell Supervision/Leitungscoaching hinzuziehen, etwa um zu überprüfen, ob das Selbstbild noch mit dem Fremdbild (der Mitarbeiter) übereinstimmt.

Der ehrenamtliche Vorstand braucht spezifisches Know-how als Arbeitgeber. Vorstandsmitglieder zu gewinnen, die aus vorherigen beruflichen Bezügen gewohnt sind, strategisch weitblickend zu arbeiten, weil sie Positionen mit Leitungsverantwortung innehatten, ist eine vordringliche Aufgabe. Gleichzeitig bedarf es laufender Expertise aus der alltäglichen Arbeit. Der Umgang mit Macht und Einfluss muss stets angemessen bleiben.

Beispiel
Der langjährige ehrenamtliche Vorsitzende des Vereins übernimmt, als die Förderung der ambulanten Hospizarbeit nach vielen Jahren in Kraft tritt, die Stelle des Koordinators, bleibt aber Vorsitzender des Vereins und bestimmt weiter dessen Entwicklung.

Hier besteht eine eminente Gefahr der Interessenkollision und Machtkonzentration.

Macht spielt in allen sozialen Beziehungen eine Rolle. Zwei Definitionen sind mehr (Weber) oder weniger (Arendt) berühmt geworden.

Von Max Weber stammt der Satz: »Macht ist die Fähigkeit, das eigene Wollen gegen den Widerstand Dritter durchzusetzen.«

Auf Hannah Arendt geht zurück: »Macht entspringt der menschlichen Fähigkeit, nicht nur zu handeln oder etwas zu tun, sondern sich mit anderen zusammenzuschließen und im Einvernehmen mit ihnen zu handeln.«

> Der Vorstand soll seine Macht bejahen und gebrauchen. Das gibt dem Verein Orientierung, unterstützt ihn und korrigiert notfalls Fehlentwicklungen. Abweichungen vom »Pfad der Tugend«, d. h. von gesetzlich vorgeschriebenen Regeln, und unbekömmliches Verhalten im Team muss er jedoch sanktionieren. D.h. für das Beispiel, jede Machtkonzentration ist schädlich, weil sie zu Machtmissbrauch verführt. Der große englische Liberale des 19. Jahrhunderts, Lord Acton, hat den eingängigen Satz geprägt: »Macht korrumpiert, absolute Macht korrumpiert absolut«.

Übertragen auf Vorstandsarbeit bedeutet das: Die Vermählung der Funktionen Vorstand und Geschäftsführung bzw. Koordination in einer Person führt zu Konfusion und Irritation, weil sich Macht akkumuliert und Kompetenzchaos droht. Die Lösung: Strategische und operative Aufgaben sind klar zu trennen. Der Koordinator muss sein Vorstandsamt abgeben. Der Kompromiss besteht darin, dass er regelmäßig zu Vorstandssitzungen eingeladen wird. Er hat Rederecht, aber kein Abstimmungsrecht.

So können die Anliegen aller Beteiligten strukturell am besten gewährleistet werden.

Doch selbst bei optimalen Strukturen, Prozessen und motivierten Mitarbeitern werden Krisensituationen und Konflikte nicht ausbleiben. Die Vielfalt der Ursachen und Einflüsse auf Konflikte lässt sich schwer allgemein beschreiben. So wie sich der Vorstand aus dem operativen Geschäft heraushalten soll, so soll er sich auch aus Alltagskonflikten heraushalten. Bis Vorstände von Streitigkeiten erfahren, dauert es in der Regel eine gewisse Zeit; denn auch die Mitarbeiter sind bestrebt, ungute Auseinandersetzungen nicht eskalieren zu lassen. Wenn jedoch an den Vorstand arbeitsrechtlich relevante Sachverhalte herangetragen werden, wird er nicht zögern, sich der Vorgänge anzunehmen. Das gehört zu seiner Kontroll- und Aufsichtspflicht.

Im Grenzbereich des kooperativ-konsultativen Führungsstils

Im Folgenden soll eines der schärfsten Instrumente des Arbeitsrechts für die Konfliktbewältigung führungspädagogisch aufbereitet werden: die Abmahnung. Der skizzierte Ablauf kann auch für Konfliktgespräche dienen, die nicht zu einer Abmahnung führen. Da Abmahnungen Unruhe und Unverständnis unter den Mitarbeitern hervorrufen können, insbesondere wenn der eigentliche Anlass für Außenstehende nicht bekannt ist und z. B. aus Gründen des informationellen Selbstbestimmungsrechts auch gar nicht mitgeteilt werden darf, ist höchste Sorgfalt und Diskretion angebracht. Deswegen gilt grundsätzlich:
- Die Gespräche finden in aller Regel unter vier Augen statt. (Ausnahmen: siehe unten)

- Als Gesprächsleiter versichern Sie dem Betreffenden, dass nur der Vorstand über die Abmahnung Bescheid weiß.
- Sie händigen die Ermahnung / Abmahnung persönlich aus (nie über den Postweg oder gar per Email!)
- Sie geben erneut Gelegenheit, sich mündlich wie schriftlich zu äußern.
- Sie geben der Hoffnung und Überzeugung Ausdruck, dass der Mitarbeiter noch lange für den Verein tätig sein wird.

> Noch einmal: Eine Abmahnung ist nur als ultima ratio sinnvoll, etwa, weil haftungsrechtliche Folgen für den Verein drohen. Die Abmahnung dient dazu, das zu beanstandende Verhalten einer Änderung zuzuführen, nachdem alles andere nichts gefruchtet hat. Nur in diesem Fall gilt auch für Erwachsene: »Wer nicht hören will, darf fühlen.« Damit wechselt man in den autoritativ-direktiven Führungsmodus, freilich ohne autoritär oder gar diktatorisch werden zu müssen.

Folgende gestufte Intervention ist am Beispiel einer Abmahnung zu empfehlen:

Das Gespräch face-to-face:
Konflikte sollen von Anfang an klein gehalten werden. Nur wer als Auslöser und Leidtragender in Frage kommt, wird direkt einbezogen. Das u.U. mehrmalige Gespräch unter vier Augen ist das A und O! Dabei macht sich der Vorstand, meist ein einzelnes delegiertes Mitglied, selbst ein Bild von der Lage. Er wird zunächst die Sichtweise des Konfliktträgers erfragen. Wenn er sicher ist, dass es sich um ein Fehlverhalten handelt, wird er es als solches qualifizieren, damit der Betreffende weiß, dass er, vielleicht ohne es zu wissen, gravierend gegen eine Norm verstoßen

hat und der Vorstand spätestens ab jetzt ein Auge darauf hat. Von nun an kann sich der Betreffende nicht mehr darauf berufen, es nicht gewusst zu haben. Der zu beanstandende Sachverhalt wird zunächst mündlich als solcher benannt. Vielleicht hat sich die Sache damit erledigt. Gerade in der Anfangsphase ist es eher kontraproduktiv, »mit Kanonen auf Spatzen zu schießen«. Das Gespräch hat einen stark informativen und informellen Charakter. Ganz besonders gilt das behutsam-konfrontierende Vorgehen für Mitarbeiter, die sich sonst nie etwas zuschulden haben kommen lassen. Eine Vertiefung der Thematik findet sich beispielsweise bei Säger (2012).

Die schriftliche Ermahnung

Taucht das Fehlverhalten wiederholt auf, wird eine schriftliche Ermahnung erfolgen. Die Form sollte sachlich-beschreibend sein und sich auf die wesentlichen Aspekte beschränken. Selbstverständlich darf und soll der Mitarbeiter seine Sicht der Dinge ebenfalls schriftlich darlegen. Das ändert aber nichts daran, dass ihm die schriftliche Ermahnung ausgehändigt wird. Ob es unter vier Augen oder vor dem gesamten Vorstand geschieht, ist Ermessenssache.

Das Abmahnungsgespräch

Bleibt der Mitarbeiter auch dann bei seinem abweichenden Verhalten, wird eine Abmahnung ins Auge gefasst. Das Gespräch erfolgt jetzt mit einem Protokollführer und wird dem Mitarbeiter auch als solches angekündigt. Das Protokoll wird dem Konfliktverursacher ausgehändigt. Er kann *seine* Version des Gesprächs hinzufügen. Beides wird dem Gesamtvorstand vorgelegt, der berät und abstimmt, ob es bei der Androhung bleibt oder eine Abmahnung erfolgen soll.

Die Abmahnung
Tritt das Fehlverhalten unverändert erneut auf, wird ein Abmahnungsgespräch folgen, diesmal mit einer Abmahnung. Sie muss mit dem Hinweis auf Kündigung im Wiederholungsfall verbunden sein (Notter 2014, S. 242 ff).

Die Schriftlichkeit wird von Mitarbeitern gelegentlich als unnötig oder gar bedrohlich empfunden. Sie gibt aber beiden Seiten Sicherheit und bietet Orientierung. Alle wissen genau, worum es geht.

Der Mitarbeiter darf einen Begleiter mitbringen. Die betriebliche Interessenvertretung sollte informiert werden. Was Sie auf keinen Fall tun sollten: Die Abmahnung per Einschreiben überbringen lassen, obwohl der Kollege quasi nebenan sein Büro hat. Es empfiehlt sich überdies, sie zeitlich zu begrenzen und das auch im Text mitzuteilen. Ein Hospiz- und Palliativverein ist gerade im Konfliktfall auf Achtsamkeit verpflichtet. Es berührt seltsam, wenn sozial engagierte Vereine ihre Probleme mit Anwälten oder gar vor dem Arbeitsgericht austragen.

4.6 Direkt-interpersonale und indirekt-systemische Führung des Vereins

Die Literatur zum Thema Management kennt eine Fülle von Führungsdefinitionen: Menschen sollen von einem Ist-Zustand A zu einem Soll-Zustand B gebracht werden. Manche Autoren setzen Führen mit Entscheiden gleich. Besser eignet sich ein kommunikativer Führungsbegriff. Der Vorstand muss sich im Klaren werden, welchen Führungsstil er in einer bestimmten kommunikativen Situation anwendet.

Definition: Führung/Leitung

> Führende wollen kommunikativ, mit Mitarbeitern und durch sie Ziele der Organisation verwirklichen.

Ein Unternehmen, eine Organisation, ein Verein ist eine Kommunikationsgemeinschaft mit einem mehr oder weniger ausgeprägten Regelwerk vorstrukturierter Situationen. (Lay 1996, S. 136 ff.) Dabei beinhaltet »mit Mitarbeitern« die persönlich-direkte Ebene; »durch sie« die systemisch-indirekte Ebene.

Direkt-interpersonale Führung
Bis auf wenige Zwangssituationen werden Entscheidungen der vorgelagerten Ebenen im vermuteten oder wissenden Konsens mit den Mitarbeitern getroffen. Die Bindung ist hier strikt gegenseitig. Führung ist individualisiert und personenzentriert.

Direkt-interpersonale Führung
- geschieht durch gemeinsame Werte
- die kritische Loyalität ist wechselseitig
- Verständigung und Konsens gehen vor Konflikt und Konfrontation
- Koordination und Kooperation geschieht durch freie Übereinstimmung
- Es zählt der »zwanglose Zwang des besseren Argumentes« (Jürgen Habermas).

Indirekt-systemische Führung
Sie geschieht durch kollektive Wertbindungen, kulturspezifische Normierungen und gesetzlich vorgeschriebenes Verwaltungshandeln. Die Art der Aufgabenverteilung, die Rahmenbedingungen leiten die Strategie und Organisation.

Indirekt-systemische Führung
- setzt Rahmenbedingungen (Unternehmensziele), beachtet Subsidiarität
- kontrolliert Qualitätsstandards
- formalisiert, strukturiert und regelt Kommunikationswege
- reduziert Kompetenzkonflikte durch Rollenzuweisung

Kombination von direkter und indirekter Führung als Merkmal mit-unternehmerischer Führung

Die professionelle Nähe und Distanz zu allen ehrenamtlichen und hauptamtlichen Mitarbeitern ergibt sich aus Aufgabe und Rolle des Vorstands als Leitungsgremium. Als Vorbild für die der Organisation wichtigen Werte werden seine strategischen Entscheidungen vor dem Hintergrund der Wertekultur des Vereins getroffen. Die Organisation wird nicht nur zahlenorientiert an ökonomischen Parametern gemessen. Vielmehr spielen quantitative *und* qualitative Aspekte wie kooperative Selbständigkeit, Klimabeeinflussung, kurz gesagt die menschliche Seite des »Unternehmens« eine große Rolle.

> **Beispiel**
> Bei der Auswahl von Mitarbeitern ist das Kriterium »passt zu uns« unter sonst gleichen Bedingungen ausschlaggebend. Deswegen durchläuft jeder Bewerber bzw. Bewerberin ein dreistufiges Auswahlverfahren:
> 1. Gespräch mit Geschäftsführung und Teamleitung
> 2. Gespräch mit Vorstand
> 3. Der Kandidat bzw. die Kandidatin nimmt einen Tag lang am Teamalltag teil.
>
> Nur wenn das Team diese Person akzeptiert, hat er/sie eine Chance, die Stelle zu erhalten.

Der Vorstand fördert strukturell ein familiäres Miteinander, wie es vielfach in Vereinen existiert. Er selbst bleibt greifbar, jederzeit ansprechbar, ohne sich anzubiedern oder allzu sehr auf Abstand bedacht zu sein. Damit konkretisiert sich die Gestaltung der Vorgaben auch in den alltäglichen kommunikativen Situationen. Die Beziehungen innerhalb des Vereins werden nicht von Sympathie und Antipathie geleitet – so sehr sie natürlich vorhanden sind –, sondern von dem, was der Mitarbeiter mitbringt, was er kann und weiß, was er einbringt, was er tatsächlich zum Wohl des Vereins leistet und damit – direkt oder indirekt – zur Begleitung schwerstkranker, sterbender Menschen am Ende ihres Lebens sowie deren Angehörigen.

Steuerung und Führung des »Unternehmens« Hospiz- und Palliativverein

Je mehr die Hospiz- und Palliativbewegung institutionalisiert und standardisiert wird, desto mehr werden auch die Vorstände der Vereine auf verschiedenen Ebenen steuern. In großen Städten wie München stehen z. B. mehrere »SAPV-fähige« Vereine (auch) in einem Konkurrenzverhältnis, weil sie in ein und denselben Marktsegmenten tätig sind. Der Verein wird also auch durch den Markt gesteuert. Das mag auf die internen Beziehungen übergreifen, insofern überlegt wird, was die »Kunden« an Aufwand kosten und an Ertrag bringen. Für viele Mitarbeiter ist diese Denkweise – man ist versucht zu sagen »Gott sei Dank!« – fremd. Dennoch hängt die Anzahl der Arbeitsplätze, die sich ein mit-unternehmerisch orientierter Verein leisten kann, von der Finanzierung ab.

Die folgende Abbildung bietet eine Systematik der Steuerungsprinzipien für die Leitung von Organisationen.

Tab. 4: Strategische Steuerungskonzepte in Organisationen (nach Wunderer 2011, S. 68).

Steuerungskonzept	Interner »Markt«	Internes Netzwerk	Hierarchie	Bürokratie / Expertokratie
Legitimationsgrundlage	• Wettbewerb • Leistungen • Erträge • Subsidiarität	• Kooperation • Vertrauen • Verbindlichkeit • Solidarität	• Herrschaft • Vorgaben • Weisungen	• Profession • Gesetze • Regeln
Führungsphilosophie	• gewinnorientiert	• beziehungsorientiert	• weisungsorientiert	• professionell orientiert
Rollenschwerpunkt	• Mitunternehmer	• Kollege/Kollegin	• nachgeordnete Mitarbeiter	• ExpertInnen
Bezugsgruppenzufriedenheit	• Externe und interne Kunden	• Gruppenleiter, Kollegen, Mitarbeiter	• Vorstand, Geschäftsführung, Führungskräfte	• professionelle Zufriedenheit und Systemaffinität
Qualifikationsmerkmale, Fähigkeiten	• Innovationsfähigkeit • Umsetzungsfähigkeit • Effizienz	• Beziehungsfähigkeit • Fairness • Wechselseitige Unterstützung	• Kritische Loyalität • Verlässlichkeit • dialogischer Gehorsam	• Fach-/SachKompetenz • Erfahrung • Regelorientierung • Gerechtigkeit

4.7 Vorstand als Team

Teamwork ist das A und O der Vorstandsführung. Es gibt nichts Optimaleres als einträchtig zu diskutieren und einvernehmlich zu entscheiden. Unverzichtbar sind die Agenda und eine ausgeprägte Diskurskultur. Teamarbeit lernt man am besten jeweils neu in und zusammen mit dem jeweiligen Team. Wichtig ist eine Arbeitsteilung, die grob durch ersten und zweiten Vorstand, Schatzmeister und Protokollführer vorgegeben ist. Ansonsten tue jeder das, was er am besten kann. Wie häufig Treffen und Besprechungen notwendig sind, lässt sich nicht allgemein sagen.

Der Vorstand kann sich eine Geschäftsordnung geben. Die Aufgaben- und Rollenverteilung der einzelnen Vorstände werden von Zeit zu Zeit überprüft. So könnte sich beispielsweise nach erfolgreicher Einführung von SAPV zeigen, dass der ehrenamtliche Vorstand an seine Grenzen stößt. Dann stellt sich möglicherweise auch für ihn die Frage der »Verhauptamtlichung« und/oder nach neuen Rechtsformen. So sind neben Verein auch die Stiftung oder Genossenschaft, die gemeinnützige GmbH (gGmbH) oder gemeinnützige Aktiengesellschaft (gAG) als relevante Rechtsformen für Nonprofit-Organisationen zu nennen (siehe hierzu die Beispiele in Helmig und Boenigk 2012, S. 17 ff).

Je größer der Verein und der Vorstand jedoch sind, desto mehr werden die Meetings ritualisiert ablaufen. Es sollte aber immer wieder Zeit für persönliche Gespräche eingeräumt werden. Gemeinsam Essen gehen, am Vereinsleben teilnehmen und gemeinsam Fortbildungen besuchen können den Zusammenhalt stärken.

Von Zeit zu Zeit empfiehlt es sich, die Arbeit gemeinsam zu reflektieren. Als hilfreich hat sich dazu die Team-DNA

(▶ Anhang 2) erwiesen. Es sind nur positive Items angeführt. Auf der linken Seite eher strukturelle, auf der rechten Seite eher dynamische Faktoren. Die 12 x 2 Items sind dialektisch aufeinander bezogen. Ideal ist eine etwa gleichhohe Bewertung der jeweiligen Paare (also: 7a – 7b; 12a – 12b usw.).

> **Anwendung:**
> - Die Teilnehmer füllen den Bogen aus. Dabei ist darauf hinzuweisen, dass der Fokus auf dem liegt, wie es tatsächlich ist, nicht wie es sein sollte.
> - Die Bögen werden eingesammelt und anonymisiert ausgewertet. Dies geschieht einige Tage vor dem Gespräch über die Teamverfassung.
> - Drei hohe Item-Ausprägungen sowie drei niedrige Item-Ausprägungen kennzeichnen.
> - Ungleichgewichte thematisieren: Die drei größten Differenzen zwischen rechts und links.
> - Diskrepanzen innerhalb der Faktoren: (Bsp.: 1a hat viermal die eins und zweimal die fünf)
> - Anregungen für das Gespräch (Zeitrahmen: eine bis zwei Stunden):
>   – Habe ich das so erwartet? Was überrascht mich? Was habe ich so nicht erwartet?
>   – Beispiele für die Items nennen lassen
>   – Definitorische Hinweise: Was verstehen Sie unter ...?
> - Handlungsableitungen: Was folgt daraus für den Einzelnen, für alle, für die Organisation?
> - Eventuell Maßnahmenplan

Das Gespräch sollte von einem internen/externen Moderator geleitet werden. Wichtig ist, dass alle zum Zuge kommen. Nach einem halben Jahr kann ein Review erfolgen. Was hat sich (nicht) geändert? Was bleibt zu beachten, zu tun? Brauchen wir Supervision, Coaching oder Mediation? Die Team-DNA kann auch bei einem ganztägigen Teamtraining eingesetzt werden.

Teamarbeit kann harten intern und extern beeinflussten Bewährungsproben ausgesetzt sein, die das Entscheidungsverhalten des Vorstandsteams negativ beeinflussen (können). Die Herausforderung steigt, wenn der Vorstand zu abgehoben agiert und die Realitäten aus dem Blick verliert. In diesem Fall kreist das Team um sich selbst, um immer dieselben (kleinkarierten) Themen und Lieblingsprojekte, z. B. des Vorstandsvorsitzenden. Das innere Pendant dazu ist eine übermäßig narzisstische Neigung, d. h. statt nüchterner Sacharbeit ist die treibende Kraft die Selbstverwirklichung.

Wenn es an interner kontroverser Diskurskultur fehlt, kommt es zu einem »Group-think«. Die Gruppe zensiert sich selbst. Unerwünschte Themen und Personen haben keinen Platz mehr. Alles, was den Zusammenhalt stören könnte, wird ausgeklammert. Gegnerische Äußerungen werden feindselig zunichtegemacht.

Weiterhin kann sich die interne Rollenverteilung im Team auf das Entscheidungsverhalten der Mitglieder auswirken. Deswegen empfiehlt es sich, beispielsweise anhand einer getroffenen (Fehl-)Entscheidung zu reflektieren, wie sie zustande kam.

Nach Antons (2011, S. 163 ff.) kann sich der Vorstand fragen:
- Wie/Warum wurde diese Entscheidung getroffen?
- Durch Zeitdruck und Druck von außen?
- Dominanzverhalten eines Einzelnen?
- Cliquenbildung?
- Kampfabstimmung?
- Mehrheitsbeschluss?

- scheinbare Übereinstimmung?
- echte Übereinstimmung?

Gruppen müssen sich zu Teams entwickeln, in denen soziales Lernen im Vordergrund steht. Grundsätzlich bleiben kollektive Entscheidungsfindungen ambivalent. Sie können nur dann Synergieeffekte hervorbringen, wenn die Teilnehmer voneinander lernen, auch gegenläufige Ansichten zunächst anzuhören und sich mit ihnen auseinandersetzen. Als ungünstig erweisen sich zu schnelle und große Einmütigkeit, Koalitionsbildung und »Spezlwirtschaft«, wie es in Bayern heißt. Niemand lässt sich zudem gern von einer *pressure group* unter Druck setzen. Es entstehen kampfähnliche Situationen, in denen mögliche negative Nebenwirkungen hochstilisiert werden.

Hier ist v.a. der Teamleiter gefragt. Er sollte seine »Steckenpferde«, d. h. seine Präferenzen zurückhalten, um die Teilnehmer der Diskussion nicht zu dominieren. Aber auch das Verhalten Einzelner kann die Konsensfindung schwer beeinträchtigen.

Welche Entscheidungsschritte sind also zu empfehlen?

- Genaue Eingrenzung des Problems
- Entwicklung alternativer Sichtweisen und Lösungsvorschläge
- Ausführliche Sichtung und Gewichtung der vorgebrachten Lösungen
- Zusammenfassung der Diskussion und Übereinstimmung testen
- Sich für eine Alternative entscheiden
- Umsetzungsschritte festlegen
- Detailplanung und Ausführung mit Zeitschiene auf Verantwortliche delegieren.

Nicht selten stellt sich heraus, dass die Informationsbasis zu schmal ist. In diesem Fall ist es allemal besser, die Entscheidung zu vertagen, bis die relevanten Gesichtspunkte allen klar und zugänglich sind.

Entscheidungen können auch revidiert werden. Gewohnheit und gedankliche Trägheit können Hürden dafür sein. Hier liegt das Körnchen Wahrheit in dem Konrad Adenauer zu Unrecht zugeschriebenen Satz »Was stört mich mein Geschwätz von gestern«. Das muss wiederum allen nahegebracht werden, um die Vorstandsarbeit nicht dem Vorwurf der Beliebigkeit und Willkür auszusetzen. Der Vorstand muss das Image der Verlässlichkeit und Gründlichkeit erwerben. Er hängt sein Fähnchen nicht nach dem Wind.

Etwas wissenschaftlicher ausgedrückt: Es geht um rekursive Feedbackschleifen. Schneider und Wastian (2016) haben 50 Projekte untersucht und festgestellt, dass erfolgreiche Entscheidungen immer wieder gerade auf die Phase der Erstentscheidung rekurrieren. Es gibt mehr als die eine, alles entscheidende Entscheidung, sondern mehrere Entscheidungsphasen. Eine Entscheidung zieht andere nach sich.

> »Demnach ist es besonders wichtig, bereits in der ersten Entscheidungsphase vielfältige, auch kritische Meinungen einzuholen und kontroverse Diskussionen zu ermöglichen.« (Schneider und Wastian 2016, S. 35)

Praktisch kann ein *advocatus diaboli* wie im Heiligsprechungsprozess installiert werden. Jemand bringt alles vor, was gegen die Entscheidung spricht.

4.8 Vereinsleben als Dialog aller mit allen

Die gemeinsame Weiterentwicklung von Partnern, die (relativ) dauerhaft zusammenwirken wollen, kann man als Ko-Evolution bezeichnen. Dieser Begriff aus der Familientherapie scheint besonders geeignet zu sein, das Freiwilligenengagement im Hospiz- und Palliativverein zu kennzeichnen. Die durchaus belastenden Situationen, denen die Mitglieder im Alltag häufig ausgesetzt sind, erfordern eine überdurchschnittliche Bereitschaft seitens der Führung/Leitung, ihnen »den Rücken freizuhalten«, sprich: für Rahmenbedingungen zu sorgen, die das Gefühl der Zusammengehörigkeit vermitteln, damit es nicht regelmäßig zu Kollisionen kommt. Diesen hohen Anspruch kann die Vereinscommunity am besten gewährleisten, wenn sie sich als Dialoggemeinschaft versteht.

Beim »Dialog« im Vorstand geht es um eine an Fakten orientierte Konsensfindung, die den Streit an dieser Stelle beendet und die Chance eröffnet, für absehbare Zeit Ruhe in den Streit zu bringen. Insofern dabei Argumente eine tragende Rolle spielen, handelt es sich um einen Diskurs, der untersucht, was nun Geltung beanspruchen kann. Die Maßstäbe und Rahmenbedingungen werden selbst kritisch diskutiert. Diskurs im Sinne von Jürgen Habermas setzt voraus, dass jeder an der kooperativen bzw. kollektiven Suche nach Verständigung beteiligt werden kann. Jeder hat gleiche Rechte und Chancen, sich zu äußern.

Der Dialogpartner muss bereit sein, seine Motive, Gefühle und Handlungen korrekturoffen einzubringen. Zur »emotionalen Intelligenz« (Goleman) bedarf es zusätzlich der Fähigkeit, die Gefühle der Dialogpartner hinreichend berücksichtigen zu können.

Wenn Vorstände nicht nur anordnen und befehlen wollen, sondern überzeugen und begeistern wollen, müssen sie Dialogfähigkeit entwickeln. Hilfreich erscheint auch hier wiederum die gelegentliche Überprüfung der eigenen Dialogfähigkeit mithilfe einer Checkliste (▶ Anhang 3).

Da Dialoge »von oben« wie »von unten« verzerrt werden können, weil Macht und Einfluss den Verlauf bestimmen, braucht es das achtsame Hören aufeinander und die Bereitschaft zur Selbstkorrektur. Ein klares Profil erringt man nach zuweilen harten, sachlichen Auseinandersetzungen. Die o. g. Tools sind dabei hilfreich, ebenso Moderation und gegebenenfalls Mediation (▶ Kap. 4.9).

Führung von »unten« nach »oben«: Wie führen Mitarbeiter ihren Vorstand?

Information, Partizipation und Konsultation gewinnen in den Führungslehren an Bedeutung. Sie müssen es auch in der Organisationswirklichkeit werden. Der Wunsch und die Chance, auf den Vorstand Einfluss zu nehmen, gehört zentral zur mit-unternehmerischen Führung. Hospizvereine mit gering strukturierten Abläufen und flachen Hierarchien korrespondieren am ehesten mit »Führen nach oben«. Freilich birgt dies auch eine gewisse Konfliktanfälligkeit in sich, wenn sie nicht von beiden Seiten ausdrücklich gewollt ist. Der Vorstand wird dann als beratungsresistent wahrgenommen. Es kommt zu endlosen fruchtlosen Diskussionen, bis man schließlich resigniert aufgibt und die Kommunikation auf das Allernotwendigste beschränkt.

Wie es anders gehen kann, lässt sich schon der Regel des heiligen Benedikt (+ 547) entnehmen:

»So oft im Kloster eine wichtige Angelegenheit zu erledigen ist, rufe der Abt die ganze Klostergemeinde zusammen und lege selber dar, worum es sich handelt, und er höre den Rat der Brüder an, überlege dann bei sich und tue was nach seinem Urteil das Nützliche ist. Freilich sollen dann die Brüder ihren Rat in aller Demut […] geben und sich nicht herausnehmen, ihre Meinung hartnäckig zu verteidigen.« (Benediktregel)

Abstimmungen und Entscheidungen nach dem Mehrheitsprinzip kannte diese Regel jedoch nicht.

»Managing the boss« – dafür muss der Vorstand offen sein und signalisieren, dass er dafür bereit ist, dass er es wünscht. Das gelingt, wenn er selbst gut zuhören kann und Mitarbeiter das Gefühl haben, dass sie verstanden werden und ihr Anliegen angekommen ist. Der Hospizmitarbeiter merkt, dass der Sachverhalt, den er vorgebracht hat, bei der Entscheidung berücksichtigt wurde. Bei Zurückweisung des Vorschlags ist zartfühlende (empathische) Rücksichtnahme auf das Selbstwertgefühl angebracht.

Als Einflussfaktoren der »Führung von unten« (Wunderer 2011, S. 285 ff.) gelten insbesondere:
• Rationalität (inspirierende Idee)
• Freundlichkeit (Beziehungsspezialist)
• Hartnäckigkeit (Bestimmtheit)

> **Beispiel**
> Ein Mitarbeiter hat einen Vorschlag schriftlich skizziert und legt ihn seinem Vorstand vor: »Schauen Sie sich das bitte einmal an. Das ist zwar nicht das Gelbe vom Ei, aber vielleicht hilft es uns. Bis wann, glauben Sie, können Sie mir dazu etwas sagen?«
> Diese diplomatische Vorgehensweise (understatement!) hat sich für ihn als erfolgreich erwiesen.

Strukturell wird der Einfluss »von unten« auf die Führungsebene durch den gesellschaftlichen Wertewandel unterstützt. Demnach nehmen Werte wie Gehorsam, Amtsautorität, Unterordnung ab; Werte wie Mitbestimmung, Durchsetzung und Selbstbestimmung nehmen dagegen zu. In Organisationen vom Typ Unternehmen müssen die Ansprüche und Begehrlichkeiten je neu austariert werden. Machtquellen zu analysieren und unberechtigte Machtansprüche zu hinterfragen gehören daher zur Aufgabe des Vorstands – sich selbst gegenüber wie den Mitarbeitern gegenüber.

Hier sei noch einmal an die Partizipation der Mitarbeiter im Rahmen des kooperativ-partnerschaftlichen Führungsstils erinnert (vgl. Abschnitt Neufassung der Führungsstile, ▶ Kap. 4.5).

Der Vorstand kann auch ein summarisches anonymisiertes Feedback des Teams einfordern. Am weitesten geht die 360°-Beurteilung, bzw. das 360°-Feedback. Man kann sie sich im Uhrzeigersinn so vorstellen: »Kunden«, MitarbeiterInnen, Kooperationspartner, Mitgliederversammlung.

Auf diese Weise wird das Zusammenwirken wechselseitig beurteilt und korrekturoffen gestaltet.

Korrektur und Kritik: Fehlerfreundlichkeit, Feedback und Humor

In den BMW-Führungsleitlinien heißt es: »Jeder darf Fehler machen, nur nicht den, ihn zum Schaden des Unternehmens zu vertuschen.« (Sprenger 1995, S. 196)

Das Prinzip Fehlerfreundlichkeit gilt v.a. in Konfliktfällen. Es soll die Angst nehmen, sich frei und ungezwungen zu äußern und Fehler einzugestehen. Oft ist der Fehler selbst weniger schlimm als der Umgang damit, sei es, weil überstarke Selbstvorwürfe blockieren, sei es durch Tratsch oder Schadenfreude. Wer andererseits die Fehler stets bei anderen sucht und selbst bei sich nie einen Fehler zu entdecken vermag, hat mit hoher Wahrscheinlichkeit eine psychische Eigenschaft, die nicht im Rahmen der Vorstandsarbeit lösbar bzw. ihr nicht zuträglich ist.

Deswegen ist es wichtig, im alltäglichen Miteinander eine konstruktive Art des Umgangs mit Fehlern zu kultivieren. Wenn grundsätzliches Misstrauen untereinander herrscht, kann es hilfreich sein, sich auf einige Feedback-Regeln (vgl. Lambert 2006, S. 198 ff.) zu verständigen, um zu einer offenen Kommunikation zurückzufinden:

- Feedback beinhaltet auch positive Rückmeldungen. Feedback ist wörtlich »rück-füttern«.
- Beide Seiten wollen die Rückmeldung.
- Es bezieht sich auf ein konkretes Ereignis in einem überschaubaren Zeitraum.
- Feedback beschreibt genau den wahrgenommenen Sachverhalt: Was genau wurde wie in welchem Kontext geäußert?
- Es bezieht subjektive Erlebnisqualitäten mit ein: Wie habe ich es erlebt? Wie habe ich es empfunden?
- Man muss vorher prüfen: Ist es durch die drei Siebe des Sokrates gegangen:
  – Das Sieb der Wahrheit (stimmt das, was ich sagen will, oder verschweige ich Wesentliches?)
  – Das Sieb der Notwendigkeit (ist es hilfreich, das jetzt zu sagen?)
  – Das Sieb der Güte (ist mein Motiv lauter?)
- Erst zuhören und sich nicht gleich rechtfertigen.
- Nach einer gewissen Zeit kann man sich ein Feedback über das Feedback geben/einholen.

Dame Cicely Saunders schaffte als Leiterin des St. Christopher's Hospice eine frohe, familiäre Atmosphäre. Sie verlangte viel von sich und ihren Mitarbeiterinnen, was auch zu Spannungen führte. Eine Pflegerin beschreibt:

> »Sie war ein Autokrat, sie ist es auch heute noch, und sie machte sogar Szenen, wenn etwas nicht nach ihrem Willen ging. […] Es sind die Kleinigkeiten, die sie so zornig machen. […] Eine Topfpflanze am falschen Platz – solche Sachen! Die wichtigeren Angelegenheiten werden dem Heiligen Geist anbefohlen, der sich darum kümmern soll. Jedoch hatte dieser keine Zeit für Topfpflanzen, also musste Cicely danach sehen. Mit dem ganzen autokratischen Getue, das sicher nicht immer leicht zu ertragen war, hatte sie dennoch ein Feingefühl dafür, welchen Dingen man Zeit lassen muss, oder sie hatte Einfälle und beobachtete dann, wie sich alles entwickelte.« (Grom 2016, S. 180 f)

Die feine Ironie dieser Pflegerin erinnert daran, dass ein gutmütiger Humor gereizte Situationen in einem anderen Licht sehen kann – wenigstens im Nachhinein. Peter Berger beschreibt in »Erlösendes Lachen – Das Komische in der menschlichen Erfahrung« das Soziopositive v.a. des gutmütigen Humors. »Wer zusammen lacht, gehört zusammen«. Wenn Humor dabei helfen kann, mit einer Krankheit besser fertig zu werden und Beziehungen zwischen Personal und Patienten wie zwischen hierarchischen Stufen erleichtern kann, sollte er als »therapeutische Strategie« eingesetzt werden (Berger 1998, S. 72). Die Empfehlung lautet: Vorstand führt mit Humor – auch in und nach Konfliktsituationen. Das kann als Ausweis innerer Stärke gelten, die zuversichtlich bleibt, egal wie es kommt. »Aus einem verzagten Arsch kommt kein fröhlicher Furz.« (Martin Luther)

Symbolisches Führen

Die Etymologie des Symbols stammt vom Griechischen *symballein*, was wörtlich »zusammenfügen« bedeutet. Zwei oder mehr Teile eines Rings, eines Stäbchens oder Täfelchens dienen beim Zusammenfügen als Erkennungszeichen und Legitimation von Gastfreunden, Boten und Vertragspartnern. Das Glaubensbekenntnis der Kirchen ist ein *symbola*. Christen erkennen und vergewissern sich im gemeinsamen Bekenntnis ihres Glaubens.

Symbolhandlungen repräsentieren oder schaffen eine neue gesellschaftliche Wirklichkeit: Der Kniefall von Bundeskanzler Brand am 7. Dezember 1970 am Mahnmal für die jüdischen Opfer des Aufstands im Warschauer Ghetto (1943) drückte für die ganze Welt sichtbar aus, dass sich das Verhältnis der Deutschen zu den Polen gewandelt hatte.

Die erste offizielle Reise von Papst Franziskus als Oberhaupt der katholischen Kirche führte ihn am 08.07.2013 auf die Mittelmeerinsel Lampedusa. Er setzte damit symbolisch ein starkes Zeichen gegen die »Globalisierung der Gleichgültigkeit« und bestimmte damit den Kurs seiner Kirche neu.

Im modernen Personalmanagement gilt symbolisches Führen neben den zweckrationalen Bestandteilen als ein Mittel, Akzeptanz auch in konflikthaften Situationen zu erreichen:

> »Damit trotz eines möglicherweise objektiv gegebenen Dissens die Geführten bereit sind, den Aktivitäten der Führenden Konsens und Rationalität zuzuschreiben, werden [...] Symbole, Zeremonien und Rituale eingesetzt, die besonders stark wirken, wenn sie in den Mythen und Traditionen des Unternehmens wurzeln.« (von Rosenstiel 1995, S. 21)

Hospizvereine können bei diesem Thema mit eigenen Akzenten trumpfen, weil gerade Rituale und Ritualkompetenz zu ihrer

Fachkompetenz gehören. Sie entwickeln neue, quasi-liturgische Handlungen.

> **Beispiel**
> Die jährliche Angehörigen-Andacht mit Kerzenmeer, stimmigen Texten, Musik und Liedern.

Für das »Management«, also den Vorstand, bieten sich weitere Rituale an, etwa »Management by walking around!« (Peters und Watermann 1982); die Art der Begrüßung, Duzen oder Siezen; Themenwahl bei Gesprächen; Wissen um persönliche Schicksale und sich danach erkundigen; die Art und Weise, Neue aufzunehmen und zu integrieren; Verabschieden von Mitarbeitern, die »gekündigt« haben – das alles kann in der Art und Weise, wie der Vorstand damit umgeht, zu einem Ritual werden.

Wichtig sind jährlich wiederkehrende Rituale wie Geburtstage, Jahrestage, Weihnachtsfeiern, Betriebsausflug, aber auch gemeinsame Teilnahme an Fortbildungen und Diskussionsrunden. Damit es nicht zu den bekannten öden »Feierlichkeiten« kommt, ist Phantasie und Kreativität gefragt, die bei Mitarbeitern in Hospizen in der Regel reichlich vorhanden sind.

Rituale beinhalten genauso wie Symbole über reine Fakten und Worte hinaus einen Sinnüberschuss. In der Hospizbewegung hat man auch dafür einen besonders ausgeprägten Sinn. Die Kommunikation mit demenziell erkrankten Menschen und mit Schwerstkranken und Sterbenden hat eine Fülle von para- und metaverbalen Formen der symbolischen Verständigung hervorgebracht. Davon können Vorstände als Führende wie auch die Mitarbeiter profitieren. Der emeritierte Professor für Wirtschaftspsychologie, Oswald Neuberger, fordert in seinem weitverbreiteten Führungsbuch: »Führen und führen lassen«:

»Im Grunde muss eine im Mittelalter verbreitete Kunst wieder erlernt werden: ›Unsichtbares in Sichtbares einzukleiden und im Sichtbaren Unsichtbares aufzuspüren‹.« (Neuberger 2002, S. 672)

Wenn ein Mitarbeiter zu einer Sitzung des Vorstands eingeladen wird, um ein Projekt vorzustellen, an dem er gerade arbeitet, dann signalisiert das Anerkennung für ihn als Menschen. Es zeigt die Aufmerksamkeit des Vorstands für Details der Arbeit. Es zeigt den konzentrierten Blick für die Mitarbeiter und deren Engagement. Es sagt: Du bist bedeutsam. Dein Denken und dein Handeln sind uns etwas wert. Wir widmen dir Zeit.

»Das tiefste menschliche Bedürfnis ist das Bedürfnis nach Anerkennung« (William James). Vorgesetzte tendieren durchaus dazu, mehr zu reden als zu hören. Das ist das Gegenteil von Wertschätzung. Das merken Mitarbeiter sofort. Deswegen ist das Gespräch des Vorstands vor allem in der Art und Weise des Zuhörens und Fragestellens von hoher symbolischer Bedeutung. Menschen, welcher intellektuellen Ausprägung auch immer, haben ein Gespür dafür, wie mit ihnen geredet wird, ob die Themen, die Sprache, inklusive des nonverbalen Anteils, Respekt zum Ausdruck bringen oder nicht. Sie erhalten je nachdem das Gefühl, wahrgenommen und ernst genommen *oder* ausgefragt und kontrolliert zu werden.

Vor größeren Entscheidungen können Mitarbeiter – während der bezahlten Arbeitszeit! – zu einer Art Betriebsversammlung eingeladen werden und dort ihre Ansichten und Fragen vorbringen. Der Vorstand steht Rede und Antwort. Das kann bis zu unverbindlichen Tendenzabstimmungen gehen. In kleinen Organisationen lässt sich das leicht bewerkstelligen. Hier gilt die Maxime von Woody Allen: »Dabeisein ist 80 % des Erfolgs.«

Nicht zuletzt signalisiert der Vorstand, nicht nur beim Betriebsausflug, der Weihnachtsfeier und dem Jubiläum, sondern durchgehend, dass er stolz auf den Verein und die Mitarbeiter ist. Die Botschaft kommt jedoch nur an, wenn sie authentisch ist. In diesem Fall stimmen Kopf und Bauchgefühl überein. Jede Geste, die Mimik, ja die Art und Weise des Gehens und Stehens zeigen, ob ein Mensch in Übereinstimmung mit sich und seinen Werten handelt oder ob er nur etwas vorspielt, eine Maske zur Schau trägt, eine Rolle (schlecht) spielt.

Neuberger (2002) spielt symbolische Handlungen am Prozess der Einführung von Leitbildern durch. Das sei insofern eine symbolische Handlung als es nicht primär um das Ergebnis, sondern um organisationales Lernen gehe, ausgehend vom Beauftragen durch den Vorstand, über Befragung der Mitarbeiter, dem Layout, bis zur Verabschiedung durch Vorstand und Team in einem Event oder einer Kick-off-Veranstaltung (Neuberger 2002, S. 677)

Auf diese Weise wird dem weitverbreiteten Gefühl entgegengesteuert, dass Leitbilder nur auf dem Hochglanzpapier stehen und kein Mensch, außer dem Vorsitzenden, sich dafür interessiert. Im Prozess des Entstehens können Mitarbeiter den Vorstand in den Arbeitsgruppen als gleichberechtigten Diskussionspartner erleben.

Von Bedeutung ist auch der Ort, an dem die Leitbildarbeit stattfindet, ob in engen, sterilen Konferenzräumen oder auch einmal in einem gediegenen Bildungshaus. Auch Global Player suchen für ihre Führungskräfte Klöster mit entsprechendem Equipment.

> **Fazit**
> Symbolhandlungen sind notwendig unscharf und mehrdeutig, müssen jedoch wahrheits- und diskursfähig bleiben. Passen sie zu Sinn und Zweck, zur Kultur und des Vereins? Symbolisches Führen gibt keine konkreten Handlungsanleitungen, sondern

> öffnet Räume des Suchens und Findens (Heuristik). Im guten Fall stiften Symbole »commitment«, d. h. sie beeinflussen die Identifikation im und mit dem Verein.

Change-Management

Wenn Vorstände Änderungen anstoßen und erfolgreich sein wollen, betreiben sie »Change-Management«. Psychologisch und praktisch sind drei Stufen zu unterscheiden, die jedoch ineinander übergehen:

- Stufe 1: Loslösen von Vergangenem und Vertrautem
Symptome für notwendige Veränderungen sind: Drängen nach »mehr«; Ungenügen, Bruch, Krise und (drohendes) Scheitern
   An dieser Stelle kommt es darauf an, das Bisherige nicht herabzuwürdigen, sondern im Gegenteil das Bewährte zu bewahren und anzuerkennen. Symbolisch geschieht das durch gemeinsamen (!) Rückblick aller auf die bisher geleistete Arbeit und das Hervorheben der (bleibenden!) Stärken. Gleichzeitig gilt es, Abschied zu nehmen. Bisher Vertrautes ist plötzlich weg. War die Kultur bisher familiär-egalitär, kann gerade dann, wenn der Verein wächst, die informelle Kultur stärker formelle Akzentuierungen erhalten, etwa durch genauer definierte Kommunikationsketten. Das alles kann und muss im Vorfeld gedanklich antizipiert werden, um Zuversicht zu gewinnen, dass es gelingen wird. (▶ Anhang 1, Zukunftsworkshop, Teil 1)

- Stufe 2: Die Schwelle überschreiten
Auf der Schwelle oszillieren Menschen und Organisationen zwischen Nicht-mehr-und-noch-nicht, zwischen Zweifel und Hoff-

nung. Wie kann der Verein an der Schwelle vom Alten zum Neuen gut begleitet werden?

In dieser Situation konkretisiert sich das Neue und wird in seinen Auswirkungen für die Einzelnen spürbar. Gerade im Schwellenbereich ist deshalb der Informationsbedarf hoch und das Verlangen nach gegenseitiger Vergewisserung, dass der Verein auf dem rechten Weg ist, ist besonders intensiv. Gemeinsame Reflexionen zusammen mit dem Vorstand gewinnen zusätzlich an Bedeutung.

Nicht zu unterschätzen ist die Frage »Wo bleibe ich?« bis hin zu der Befürchtung, etwas Wichtiges zu verlieren. Von daher wird ein bestimmtes Zögern, sich Neuem zu öffnen, verständlich.

- Stufe 3: Im Neuen ankommen

Stichworte dafür sind: Neues erkennen, an-erkennen und annehmen, kontinuierlich weiterentwickeln, neuen Halt finden, die »Ein-Stellung« verändern, Neujustierung.

Angehörige müssen sich nach dem Tod eines geliebten Menschen, v.a. wenn ein Mensch noch »mitten im Leben stand«, der das Leben noch vor sich hatte, auf die neue Situation einstellen. Nichts wird werden wie es einmal war. So dramatisch ist die Situation nach der Neuausrichtung des Vereinslebens vermutlich nicht. Dennoch darf die Angst vor Veränderungen nicht unterschätzt werden.

Die Mitglieder und Ehrenamtlichen erkennen vielleicht erst im Lauf der Zeit die Vorteile der Veränderung. Die Mitarbeiter wollen wissen, wie sich das Ganze konkret auf ihre Arbeit auswirkt. Es braucht angepasste Arbeitsbeschreibungen und gegebenenfalls eine Modifikation der Weisungsbefugnis, für alle sichtbar in einem neuen Organigramm.

Ist die Entscheidung gefallen und der Neubeginn gestartet, wird gefeiert mit Spaß, Spiel, Umtrunk, gemeinsamen Essen etc.

4.9 Supervision, Coaching und Mediation – für und mit dem Vorstand?

Supervision

Die Deutsche Gesellschaft für Supervision e.V. (DGSv) hat schon 2007 eine Umfrage unter 1 332 Einrichtungen aus dem Arbeitsfeld Hospiz/Palliative Care veröffentlicht. Demnach ist in der *Supervision für Ehrenamtliche* folgende Tendenz zu beobachten:

59 % des Angebotes an externer Supervision umfassen 1 bis 2 Stunden pro Monat, bei 11 % sind es 2 bis 3 Stunden. Mehr als 5 Stunden finden sich bei 7 % der Einrichtungen. Daraus ergibt sich ein Mittelwert von 2,4 Stunden. Vergleichsweise höher liegt das Angebot an interner Supervision mit einem Mittelwert von 3,1 Stunden (DGSv 2007, S. 6). Bei interner Supervision wird also auch hier mehr Zeit investiert.

Die Supervisanden/innen benannten in absteigender Reihenfolge diese *Themen:*

> Stärkung der Einzelnen und des Teams; Entlastung bei Problemen; Kompetenzerweiterung; persönliche Bildung (DGSv 2007, S. 7).

Die Untersuchung differenziert nicht zwischen Vorstand und anderen Ehrenamtlichen. Eine sozialwissenschaftliche Untersuchung zu Vorständen der Hospiz- und Palliativvereine, etwa in Bayern, bleibt ein Desiderat.

Grundsätzlich ist Supervision auch für Vorstände sinnvoll; denn Supervision ist ein wissenschaftlich fundiertes und praxisorientiertes Konzept für personen- und organisationsbezogene Beratungstätigkeiten in der Arbeitswelt:

- Vorstände bedenken und planen ihr Handeln mit supervisorischer Begleitung.
- Als Team reflektieren sie ihre Kooperation und entwickeln ihre Kommunikation und ihre Arbeitsbeziehungen, um die Erfüllung ihrer Aufgaben zu verbessern.
- Interdisziplinäre Vorstände erörtern anspruchsvolle Aufgabenstellungen im Hinblick auf ihre kommunikativen und organisatorischen Anforderungen.

Coaching

Das Coaching hat besonders die Beratung von beruflichen Entwicklungsfragen Einzelner zum Gegenstand. Im Coaching wirkt der Supervisor durch seine pragmatische Nähe zu Aufgaben und Rollen der Ratsuchenden stärkend für deren aktuelle fachliche oder strategische Handlungserfordernisse. Vorstandsvorsitzende könnten besonders davon profitieren; aber auch für den Vorstand kommt nach Auffassung der DGSv (2011, S. 6) Coaching in Betracht, und zwar insbesondere bei folgenden fünf Themenfeldern, *wenn er*
- Führung
  - *in einer Führungsfrage kurzfristig eine Antwort sucht und adäquate Handlungsstrategien benötigt;*
  - *mit den knappen Ressourcen Zeit, Aufmerksamkeit und Kraft sinnvoll umgehen möchte;*
  - *profilierter leiten und sich in seiner Führungsrolle stärken will;*
  - *seine Fähigkeiten dynamisch weiterentwickeln und anforderungsgerecht entfalten will.*
- Veränderung und Qualifizierung
  - *Wenn der Arbeitsbereich grundlegenden Veränderungen unterworfen wird.*

- *Wenn die Arbeitssituation strukturiert betrachtet und Alternativen durchdacht werden sollten*
* Kooperation
  - *Wenn man mit Kollegen/innen aus unterschiedlichen Berufen unter Zeit- und Erfolgsdruck in Projekten zusammenarbeiten soll.*
  - *Wenn man die Ressourcen des Teams entwickeln will.*
* Konflikt
  - *Wenn man unterschiedliche Konfliktebenen (Sach-, Beziehungs-, Wertkonflikte) unterscheiden und identifizieren möchte.*
  - *Wenn man Konflikte besser managen und lösungsorientiert angehen will.*

Vorstände sollten auf die Qualifikation der im Verein eingesetzten Supervisoren und Coaches achten. Die Begriffe sind nicht geschützt. Jeder kann sich so nennen.

Elemente der Mediation kennen und nutzen

Mediation ist die seit Jahrtausenden bekannte Tätigkeit des Vermittelns zwischen Streitparteien durch einen von diesen akzeptierten Dritten, einen »ehrlichen Makler«.

Das Wort »Mediation« ist aus dem lateinischen Wort »Medius«, d. h. der Mittler abgeleitet. Der im Englischen, Deutschen, Französischen, Italienischen und einigen anderen Sprachen eingebürgerte Begriff »Mediation« umfasst die neueren Vermittlungskonzepte, wie sie vor gut 40 Jahren vor allem in den USA entwickelt und alsdann auch in Europa verstärkt bekannt und eingesetzt wurden.

Anders als der Schlichter bei Tarifkonflikten macht der Mediator den Konfliktparteien *in der Regel* keinen eigenen Einigungsvorschlag, den diese annehmen oder ablehnen könnten.

Die Konfliktparteien bleiben für die Lösung ihres Streits selbst allein verantwortlich und sie können das Mediationsverfahren jederzeit durch einseitige Erklärung beenden. Der Mediator unterstützt die Parteien lediglich, sorgt für ein gutes Verhandlungsklima, hilft bei der Klärung der Streitpunkte, fördert das gegenseitige Verständnis für die unterschiedlichen Interessen der Beteiligten und hilft ihnen so, selbst eine geeignete Lösung für ihren Streit zu finden und diesen durch eine freiwillig zu treffende Vereinbarung verbindlich zu beenden und abzuschließen.

Bei stark konflikthaften Situationen mit hohem Angst- und Aggressionsfaktor ist der Mediator wie ein Pendeldiplomat unterwegs, bis die Voraussetzungen dafür geschaffen sind, dass sich die streitenden Parteien an einen Tisch setzen können.

Der Ablauf eines Mediationstreffens sieht nach Notter (Notter 2017) typischerweise so aus:

- Begrüßung, Vorstellung der Teilnehmer und Einführung in die Grundsätze der Mediation und den Verfahrensablauf durch den Mediator.
- Einführende Stellungnahmen der Beteiligten: Jede Seite trägt ihre Forderungen vor und schildert ihre Sichtweise des Konflikts.
- Der Mediator fasst zusammen,
  - inwieweit die Darstellungen des Sachverhalts sich decken bzw. unterscheiden;
  - klärt mit den Beteiligten, welche Problemkreise gelöst und welche Interessen der Beteiligten für eine Einigung befriedigt werden müssen;
  - unterscheidet (Rechts-)Positionen von den dahinterliegenden Interessen (Harvard-Verhandlungskonzept);

Hinter der Forderung, eine Abmahnung zurückzunehmen oder einen Geldbetrag zu zahlen, kann z. B. der Wunsch nach Anerkennung stehen. Das Offenlegen der Interessen fördert das Verstehen und die Akzeptanz der unterschiedlichen Sichtweisen. Dies befähigt die Konfliktpartner, zukunftsorientierte Lösungsoptionen, etwa im Rahmen eines Brainstormings, zu entwickeln.

Damit eröffnen sich Einigungsmöglichkeiten, die der Mediator alsdann mit den Parteien im Einzelnen bespricht und bewertet. Dabei lotet er mit diesen gemeinsam, ggf. auch in getrennten Einzelgesprächen mit jeder Seite, aus, inwieweit eine Einigung möglich ist.

Diese hält dann der Mediator in einer schriftlichen Abschlussvereinbarung fest, die beide Parteien unterzeichnen.

5 Hospizbewegung als individuelles Versprechen und gesellschaftlicher Auftrag – ein kurzes Fazit

»Die Notwendigkeit zu handeln, geht weiter als die Möglichkeit zu denken.« (Immanuel Kant)

Vorstände geben Orientierung, motivieren und treffen Entscheidungen zum Wohl der Mitarbeiter und des Vereins. Sie haben gelernt, sich selbst zu führen. Sie können mit Ungewissheit umgehen und schrecken vor dem unternehmerischen Risiko nicht zurück. Als Lernende in einer lernenden Organisation entwickeln sie sich zusammen mit den Mitarbeitern weiter.

Dies alles geschieht in einem sich dynamisch verändernden Umfeld, in dem einerseits die staatliche Finanzierung der von den Hospiz- und Palliativvereinen erbrachten Leistungen stetig an Bedeutung zunimmt, und in dem andererseits die Rufe nach einer zunehmenden Professionalisierung, nach effizienter und effektiver Mittelverwendung sowie nach Transparenz und Verantwortlichkeit immer lauter werden. Strategisches Denken und Multiprofessionalität unter Einsatz betriebswirtschaftlicher Instrumente werden daher auch und gerade für die moderne Hospizbewegung unentbehrlich – selbst wenn derjenige, der »karitativ engagiert ist, zunächst einmal kein Faible für betriebswirtschaftliche Belange hat« (Peter Neher, in: Die Zeit, 7.9.2006, S. 36; ▶ Vorwort).

Wie alle anderen Nonprofit-Organisationen können es sich auch Hospiz- und Palliativvereine nicht leisten, die zunehmende Ökonomisierung und Kommerzialisierung des Nonprofit-Sektors zu ignorieren. Sie müssen sich auf dem Gesundheitsmarkt mit seinen Verwertungszwängen und der zunehmenden Konkurrenz verschiedener Anbieter behaupten. Dabei müssen sie sich aber nicht nur mit ihrem »Alleinstellungsmerkmal« am Markt positionieren und »Geschäftsmodelle entwickeln«, sondern sie müssen auch Antworten finden im Hinblick auf ihr individuelles Versprechen (»Du zählst, weil Du du bist«) und – in der Sorge um bessere Bedingungen für alle Schwerstkranken, Sterbende und ihre Angehörigen – auch im Hinblick auf den gesellschaftlichen Auftrag, den sie erfüllen möchten.

Zu dieser Sorge zählt insbesondere auch die Erkenntnis, dass kurz vor dem Tod medizinisch nicht zu wenig, sondern zu viel unternommen wird. Die medizinische Überversorgung gerade am Lebensende ist ein Milliardenmarkt – und daher längst Alltag in Krankenhäusern und Altenheimen. Auch wenn nur das Siechtum verlängert wird, bis zuletzt wird bestrahlt und beatmet, operiert und künstlich ernährt – ohne dass es den Patienten hilft. »Das Ziel der Medizin, menschliches Leiden zu heilen oder zumindest zu lindern, wird in der Schlussphase des Lebens oft ins Gegenteil verkehrt«, sagt daher der Palliativmediziner und Autor des Buchs *Patient ohne Verfügung: Das Geschäft mit dem Lebensende*, Matthias Thöns (2016). Und für seinen Kollegen Gian Domenico Borasio ist es längst ausgemacht, dass bis zu 50 Prozent aller Sterbenskranken Behandlungen wie Chemotherapie, künstliche Ernährung oder Antibiotika erhielten,»die ihnen nichts bringen oder sogar schaden«. Viele Mediziner müssten daher ihr eigenes Denken infrage stellen; denn »Ärzte werden mit einer Ethik des Handelns sozialisiert« – am Lebensende sei jedoch eher »liebevolles Unterlassen« angebracht (Borasio, in: Die Zeit, 19.1.2017, S. 32).

Gleichwohl scheint diese Botschaft selbst unter Palliativmedizinern längst nicht angekommen; denn auch sie wollen bzw. müssen leben. Anschauungsmaterial liefert hierfür ein Blick auf die Liegezeiten der Palliativstationen: »Dort gibt es meist für jede volle Woche Geld von der Kasse, und das schlägt sich in der Statistik nieder: Auffällig viele Patienten werden exakt nach 7, 14 oder 21 Tagen nach Hause entlassen.« (Die Zeit, ebd.)

Wir haben im Teil »Multi- und Interprofessionalität – auch in den Führungsstrukturen« auch dafür votiert, das vielzitierte Leitbild der Multiprofessionalität auch in den Führungsgremien der Hospizvereine wirklich zu »leben« und scheinbar »hospizfremde« Berufsgruppen wie Juristen, Kaufleute oder Techniker dort willkommen zu heißen. Denn nur wenn es gelingt, die Einsicht dafür zu wecken, dass die Hospizbewegung nur überlebensfähig ist, wenn sie genau so viel Energie darauf verwendet »Hospizarbeit zu machen« wie sie darum bemüht sein muss, »Hospizarbeit möglich zu machen«, besteht eine reelle Chance, auch weiterhin einen Beitrag dafür liefern zu können »viel zu tun, damit sie (und/oder »Sie«) nicht nur in Frieden sterben, sondern auch bis zuletzt leben können« und eine ernst genommene, vom bürgerschaftlichen Engagement getragene gesellschaftliche Bewegung zu bleiben.

Vorstände können sich den beschriebenen Entwicklungen einer zunehmenden Ökonomisierung und Professionalisierung nicht entziehen, sie müssen sich dem Einzug marktwirtschaftlicher und wettbewerblicher Elemente in das Management von Nonprofit-Organisationen aktiv stellen. Sie können und sollen dabei ein spezifisches Verständnis von Führung entwickeln. Keineswegs sind stark hierarchisierte Institutionen wie etwa Krankenhäuser mit entsprechendem Autoritätsgefälle geeignete Modelle; ebenso wenig industrielle »Vorbilder«. Vorständen bleibt folglich nichts anderes übrig, als selbstständig nach Wegen zu suchen, wie sie den Verein in der Kooperation mit Hauptamtlichen strategisch führen und »managen« wollen. Dabei haben wir eine Fülle von Konzepten, Strategien und Praxishilfen aufgezeigt, um selbst »in Führung zu gehen« und den anstehenden Aufgaben gerecht zu werden, d. h. »Hospizarbeit möglich zu machen«. Doch auch hier ist es unentbehrlich, »Haltung« zu zeigen:

In dem preisgekrönten Spielfilm »Frau Böhm sagt Nein« spielt Senta Berger eine nicht mehr junge und eher altmodisch gestylte Chefsekretärin. Sie erinnert den neuen und blutjungen Vorstandsvorsitzenden, dessen Amtsanmaßung und Geldgier sie sich als einzige beharrlich verweigert, an das Motto seines Vorgängers – und sie betont dabei jedes Wort: »Vorstand ist Vorbild an Anstand!« Ohne Erfüllung dieser Mindestanforderung bleibt alle methodische Perfektion leer und hohl. Gerade in der Hospiz- und Palliativbewegung ist der Vorstand Modell für einen zwischenmenschlich akzeptablen Umgang. Er hält den Haupt- und Ehrenamtlichen den Rücken frei und macht auf seine Weise die Arbeit mit den Schwerstkranken und Sterbenden wie auch deren Angehörigen und Zugehörigen möglich.

Teil II: Hauptamtliche Angestellte im ehrenamtlichen Verein

6 Hauptamtliche Arbeit in einem ehrenamtlichen Verein

Wurde eingangs das Zitat von Cicely Saunders mit dem vielleicht falsch verstandenen Auftrag zur Weiterentwicklung der Hospizarbeit und Palliativversorgung aus der Perspektive der ehrenamtlichen Vorstandsarbeit und den ihr immanenten Limitationen betrachtet, so handelt der zweite Teil von den hauptamtlich Angestellten und versucht herauszuarbeiten, welche »Überraschungen« diese unter Umständen erwarten und wie ihnen am besten zu begegnen wäre.

Erkennbar ist auch ein deutlicher Unterschied in den Rollenerwartungen und Tätigkeitsprofilen hauptamtlicher Kräfte, je nachdem, in welchen Organisationsgrad ehrenamtlicher Hospizarbeit und Palliativversorgung »sie hineingeraten«. »Wo bin ich da nur hingeraten« dürfte manchem Angestellten im Laufe seiner Berufstätigkeit im Verein durchaus schon einmal in den Sinn gekommen sein.

So wie die Entwicklung von Teams in mehreren Phasen beschrieben werden kann, so durchlaufen auch Hospizdienste als Organisation Entwicklungsphasen, deren genauere Betrachtung bei der Standortbestimmung unterstützt. Sie seien hier kurz skizziert (vgl. Raß 2016, S. 11-14):

Tab. 5: Entwicklungsphasen der Hospizbewegung

Pionierphase	»Familie«
	Kennzeichen: charismatische Menschen, viel persönlicher Einsatz, Gründer und Pioniere; erste institutionelle Maßnahmen, wenig Infrastruktur und (technische, finanzielle, räumliche etc.) Ausstattung; Wir-Gefühl, Idealismus und Einsatzbereitschaft; Außendarstellung ohne professionelle Hilfe; wie eine »Familie«; es gibt viel Verbindendes, Gemeinsames, Einheitliches; Organisation wenig formal geregelt; Handlungsansatz: kreativ sein, ausprobieren, improvisieren; Ideenträger sind im Vorstand
	Krise: Zunahme der Aufgaben; Kritik an Fähigkeiten von Rollenträgern; immer mehr qualifizierte Ehrenamtliche; Betreuungs- und Koordinationsbedarf; Öffentlichkeits- und Gremienarbeit nehmen zu; erste Überforderung, Zeitmangel, fehlende Solidarität; Ton verändert sich, Kritik wird geäußert an (Führungs) Fähigkeiten des Vorstands wie auch der Koordination; §39a, formale Kriterien müssen erfüllt werden, Paradigmenwechsel, weg von Arbeit mit wenig Formalien hin zu Strukturen und Qualitätsstandards
Differenzierungsphase	»Maschine«
	Kennzeichen: Teilung, Unterscheidung, Organisation, Neuverteilung von Aufgaben und Entscheidungskom-

Tab. 5: Entwicklungsphasen der Hospizbewegung – Fortsetzung

	petenzen, Einschränkung der Autonomie einzelner, Hospizdienst wird professioneller, Verwaltungskraft, Fachleute für z. B. Finanzen, Beruf Koordination entsteht, Stellenbeschreibungen, Strukturen, Organigramm, Abstimmung und Automatisierung von Abläufen wie in einer »Maschine«, Dienstbesprechungen, Zuständigkeiten von Vorstand und Koordination, Entstehung von Entscheidungen, Aufträge und Verträge, Infrastruktur, Ausstattung und Außendarstellung werden professioneller, Vorlagen und Handbücher, manche Gründer und Pioniere steigen aus, andere bleiben, Generationenwechsel Krise: Bürokratisierung, Zuständigkeiten, innere Konkurrenzen, Kritik an Bürokratisierung, Gefühl von Einengung im Ehrenamt, Papierflut, Dokumentation, Vernachlässigung des »Eigentlichen« im Hauptamt, Kommunikation über Vision und Umsetzung gerät in Hintergrund, Sinnkrise, Koordinatoren haben Berufsverständnis im arbeitsrechtlichen Sinne vs. Ehrenamtliche in Freizeit, innere Konkurrenz, weil Koordination spezialisiert und fachlich versierter, Regeln und Führungsprinzipien müssen neu definiert werden
Integrations- phase	»Organismus« Kennzeichen: Interne Kooperation, Identifikation, »Miteinander«, neues Miteinander gefunden, Leitbildprozesse, neuer Führungsstil (MA-Gespräche, Klausurwochenenden, Arbeitsgruppen, Fortbildungen) und neues Wir-Gefühl i.S.e. gut funktionierenden »Organismus«, Vorstandsarbeit wird professioneller, Organisationskultur, zukunftsorientierte Sichtweise in der Führung, neue Visionen können entwickelt werden, Vorstände fragen nach Fortbildung, interne Zusammenarbeit läuft, mehr Konzentration auf Bedürfnisse Betroffener und das eigene Leistungsspektrum, Feststellung, dass umfassende Versorgung vom Dienst

Tab. 5: Entwicklungsphasen der Hospizbewegung – Fortsetzung

	allein nicht sichergestellt werden kann und Kooperationen wichtig sind Krise: Begrenztheiten der Organisation bezogen auf Klienten, Partner werden gebraucht, Kooperationen müssen eingegangen werden
Assoziations-phase	**»Biotop«** Kennzeichen: Vernetzung, Kooperation zur Verfolgung gleicher Ziele und verbesserter Patientenversorgung, Dienst findet seinen Ort im »Biotop schwerkranker und sterbender Menschen«, Verträge werden geschlossen, eigene Existenz gesichert, Bedingungen für kontinuierliches Wachstum der Organisation werden geschaffen, Hospiz als Dienstleister im Verbund

In dem eingangs so beschriebenen, dem »du« zugewandten Setting bzw. in der Pionierphase, scheint Hauptamtlichkeit die Ausnahme zu sein und beschränkt sich allenfalls auf gelegentliche organisatorische oder administrative Unterstützung. Hauptamtlichkeit beginnt in der dem »Sie« verschriebenen Organisationsform spätestens seit der Einführung des § 39 a II in das SGB V, also mit dem Übergang zur Differenzierungsphase, stetig und wachsend an Bedeutung zu gewinnen. Die Refinanzierung hauptamtlicher Koordinationskräfte mit klar umschriebenem Aufgaben- und Qualifikationsprofil hat in der ambulanten Hospizarbeit einen Paradigmenwechsel eingeleitet, der im stationären Bereich wenige Jahre zuvor durch die Möglichkeit der Errichtung – und Refinanzierung – der stationären Hospizversorgung seinen Anfang genommen hat.

Aus einem rein ehrenamtlichen Unterstützungs- und Ergänzungsangebot entwickelte sich eine eigenständige, zwar komplementäre Versorgungsform, die sich sehr schnell den Regularien des

Gesundheitsmarktes teilweise hilflos ausgeliefert, mit Sicherheit aber skeptisch und eher abwartend und abwehrend gegenüber sah. Die »Unternehmung Hospiz« war gefordert, seine Bedeutung zu wechseln: War es zu Beginn eine Unternehmung im Sinne eines »etwas unternehmen, um die Situation schwerkranker und sterbender Menschen zu verbessern« (beginnend beim du), veränderte die »Unternehmung Hospiz« seine Ausrichtung relativ schnell hin zu einer »Unternehmung Hospiz als ein Betrieb, um dem gesellschaftlichen Auftrag der Begleitung schwerkranker und sterbender Menschen nachzukommen (über das Sie hin zum sie)«.

War damit die Integrations-, geschweige denn die Assoziationsphase noch gar nicht eingeleitet, der Entwicklungsbedarf der Rolle einzelner Vorstände von engagierten Pionieren hin zu Führungskräften noch nicht vollzogen und das Verständnis von der »Unternehmung Hospiz« noch das Ursprüngliche, so waren hauptamtliche Koordinationskräfte bereits vorhanden. Die Praxis verlangte den Vorständen eine Integration der Entwicklungsphasen der Organisation mit der Weiterentwicklung der Vorstandsrolle ab, also auch den Umdenkprozess bezüglich der »Unternehmung Hospiz«. Vor diesem Hintergrund ist Teamentwicklung als Herausforderung zu betrachten. Je nachdem, wie differenziert diese Entwicklungen auf allen Ebenen (Institution, Vorstand) wahrgenommen wird, wirkt dies in die Entwicklung auf Teamebene hinein:

Teil II: Hauptamtliche Angestellte im ehrenamtlichen Verein

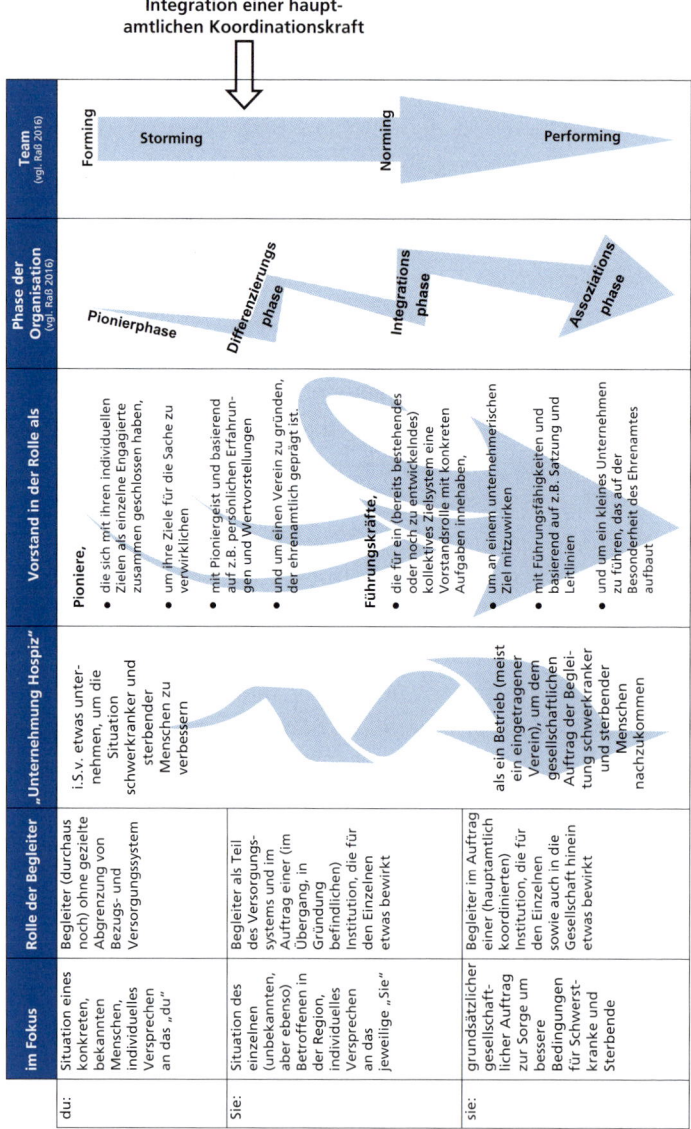

Abb. 4: Sich verändernde Rollen in sich ändernden Organisationsphasen.

Heute treffen Koordinatoren bei ihrer Einstellung auf gut ausgebaute, in Personal- und Organisationsstrukturen weit entwickelte Hospizdienste. Dennoch ist nicht selbstverständlich, dass die erforderlichen Entwicklungen stattgefunden haben, Pionierphasen wirklich vorbei und Führungskräfte im Vorstand sind. Dies hat Auswirkungen auf die Rolle der Koordinatoren. Die Frage »Wo bin ich da nur hin geraten?«, die zunächst eine intuitive und persönliche ist, kann konkretisiert und systematisch eingeordnet werden:
- An welcher Stelle des Weges befindet sich die »Unternehmung Hospiz« in diesem Verein?
- Welches Selbstverständnis hat der Vorstand von seiner Rolle?
- Welche Phase der Teamentwicklung ist erkennbar?
- In welcher Entwicklungsphase befindet sich die Institution? Letztlich: ist die Institution mit all seinen Mitstreitern fokussiert auf das ›du‹, das ›Sie‹ oder das ›sie‹?

Die Antworten auf diese Fragen erleichtern eine Standortbestimmung beim Einstieg als Hauptamtlicher in eine ehrenamtlich geführte Organisation, ein Nonprofit-Unternehmen wie Hospizvereine. Auch kann diese Einordnung die vorhandene Kommunikation, Zusammenarbeit, Konflikte erhellen und z. B. für die Vorbereitung auf ein Mitarbeitergespräch dienen.

7 Ressourcen, Hindernisse und Probleme in der Rolle der Koordinatoren

Nicht selten führte das auch zu einer anfänglichen, gelegentlich aber auch dauerhaften unterschwelligen Ablehnung der Repräsentanten dieser neuen Versorgungsform in der Person der Koordinationskräfte, die auf einmal »mit etwas Geld verdienten«, das früher ausschließlich ehrenamtlich erbracht wurde: Die so genannten »Einsatzleitungen« ehrenamtlich tätiger Hospizvereine wurden durch sie abgelöst, gelegentlich auch – zumindest im Empfinden der Betroffenen – durch sie verdrängt. Mit der direkt oder indirekt ausgesprochenen Erwartung konfrontiert, nun in der beruflichen Abhängigkeit von einem ehrenamtlich tätigen Vorstand den gleichen zeitlichen Aufwand hinsichtlich Dauer und Lage der Arbeitszeit zu betreiben wie

»die Vorgesetzten«, kapitulierten in den Anfangsjahren der Förderung nicht wenige hauptamtliche Koordinationskräfte und kamen dabei nicht selten beim Wechsel von einem Hospizdienst zum nächsten buchstäblich vom Regen in die Traufe.

Die Frage ist daher: Wie erleben Koordinatoren ihren beruflichen Alltag? Um deren Sicht zu erfahren, wurden im Rahmen einer durch die Herausgeber des Buches anonymen, sehr offenen strukturierten schriftlichen Befragung im Herbst 2016 von fünf Hospizkoordinatoren Erkenntnisse zum Erleben der Berufsgruppe in der Zusammenarbeit mit ehrenamtlichen Vorständen zusammengetragen. Die Erkenntnisse aus dieser Umfrage stellen keinen Anspruch auf Wissenschaftlichkeit oder Repräsentativität. Aber sie bieten Gedankenanstöße zu Überlegungen, wo Potentiale aber auch Grenzen in der Zusammenarbeit liegen können.

Im Folgenden werden relevante Antworten aus den Interviews hierzu vorgestellt. Kommunikation in Bezug auf die strategische Ausrichtung des ambulanten Hospizdienstes und Einbindung in Entscheidungen zwischen Hospizkoordinatoren und ehrenamtlichem Vorstand kann positiv und negativ erfahren werden.

Tab. 6: Erfahrungen von Koordinatoren

Positive Erfahrungen	Negative Erfahrungen
• Teilnahme der Hospizkoordinatoren an den Vorstandssitzungen. • Entscheidungen werden im Rahmen der Vorstandssitzungen getroffen, in denen die Hospizkoordination auch die Möglichkeit hat, sich einzubringen.	• Rein finanzielle Ausrichtung des Vorstands. • Fehlendes Interesse an inhaltlicher Arbeit. • Kommunikation kann nicht fachlich geführt werden, sie wird sehr schnell persönlich. • Kommunikation nur über Geschäftsführer an Koordinatoren, nicht direkt vom Vorstand.

Tab. 6: Erfahrungen von Koordinatoren – Fortsetzung

Positive Erfahrungen	Negative Erfahrungen
• Bei allen zentralen Entscheidungen wird das Koordinatorenteam und der leitende Koordinator um Meinung gefragt. Keine wesentliche Entscheidung des Vorstandes ohne Rücksprachen bzw. im Alleingang. • Regelmäßiger Austausch. • Gute Kommunikation, auch wenn Hospizkoordinator anders entscheiden würde. • Konflikte werden zeitnah besprochen.	• Entscheidungen des Vorstands betreffen den Koordinator nicht, er wird auch nicht eingebunden. • Konflikte werden nicht konstruktiv und auf der sachlichen Ebene angegangen. Konfliktgespräche finden nicht statt, und so werden Konflikte »unter den Teppich gekehrt«.

Positive Aspekte der Zusammenarbeit zwischen der Koordination und dem Vorstand stellen sich in der Anerkennung und dem Lob der Tätigkeit durch den Vorstand dar. Aber auch die durch den Vorstand ermöglichte finanzielle Unterstützung und die Erfahrung, dass die Arbeit gut läuft.

Selbst entwickelte Bewältigungs-, Lösungsstrategien der Koordinatoren im Laufe der Zusammenarbeit können auf verschiedenen Ebenen aufgebaut werden. Strukturell werden Supervisionsangebote und moderierte Klausurtage in Anspruch genommen. Auf der persönlichen Ebene werden bei guter Zusammenarbeit Konflikte auch direkt im Einzelgespräch angesprochen. Des Weiteren gehört eine gute Vorbereitung und sachliche Argumentation zu den erworbenen Lösungsstrategien bei Konflikten, aber auch Zurückhaltung, Diplomatie und wahrgenommene Resignation. Unterstützung erfahren die Koordinatoren durch strukturelle Vernetzung mit anderen Diensten, durch das gesamte Koordinatorenteam, manchmal nur durch einzelne Vorstandsmitglieder und durch die Basis. Insbesondere bei erfahrenen Ohnmachtsgefühlen, weil der Koordinator sich zwischen allen Fronten stehend erlebt, stellt die Supervision eine elementare Bewältigungsstrategie dar, um aushalten zu lernen, »alleine an der Stelle zu sein und an der Situation nicht wirklich etwas verändern zu können«.

Netzwerkarbeit findet statt, wenn die Zusammenarbeit mit dem Vorstand gut läuft, mit den Mitgliedern des Vorstands, mit den Hospizbegleitern, bei Koordinatorentreffen, im Hospiz- und Palliativnetzwerk. Aber auch durch die Supervisionen, in diversen Fachgremien, Arbeitskreisen und über Referenten.

Die Befähigung der Koordinatoren zur Zusammenarbeit mit einem ehrenamtlichen Vorstand erfolgte durch die Weiterbildung zum Koordinator, Seminare in den Hospizakademien, Perspektivverschränkung durch persönliche Rollenerfahrungen im Vorfeld als ehrenamtlicher Mitarbeiter oder als Vorstandsmitglied, Schwerpunktsetzungen im Studium oder Hilfestellung »von außen« an regelmäßig stattfindenden Terminen zur Fokussierung der inhaltlichen Arbeit. Aber auch gemeinsame Schulungen für die Koordination und den Vorstand mit Analyse der Probleme, strategischem Ausblick und Festlegung der Aufgaben und Zuständigkeiten werden als sehr hilfreich erlebt. Schwierigkeiten stellen sich ein, wenn die Koordinatoren im Vorfeld nicht befähigt wurden und den Arbeitsbereich übernahmen, weil es »gerade passend war«.

Ehrenamtliche Vorstandsmitglieder werden ebenfalls sehr unterschiedlich für ihre Aufgabe befähigt. Dies kann durch konkret angebotene Fortbildungsangebote oder Fernlehrgangskurse gefördert werden und wirkt sich dann nach Aussage der Koordinatoren sehr positiv auf die gemeinsame Arbeit aus. In vielen Fällen gelangen die Vorstände aber durch ihr ehrenamtliches Engagement, einer hohen Identifikation mit der Vereinsarbeit oder der Zugehörigkeit zu einer bestimmten beruflichen Profession (zum Beispiel Medizin oder Jura) in die Vorstandsarbeit.

Als förderlich für die Zusammenarbeit zwischen ehrenamtlichem Vorstand und hauptamtlichen Angestellten nennen die Koordinatoren den regelmäßigen Austausch und die Kommunikation auf Augenhöhe auf der Grundlage gegenseitigen Vertrauens. Dies wird gefördert durch regelmäßige Sitzungen, eine Einbindung des Vorstandes soweit möglich und von ihm gewünscht in anfallende Aufgaben, die Wertschätzung und Würdigung durch den Koordinator gegenüber dem ehrenamtlichen Engagement des Vorstandes, aber auch umgekehrt die Wertschätzung und Würdigung der hohen Flexibilität der Koordination durch den Vorstand. Des Weiteren sind regelmäßige Mitarbeitergespräche zwischen Vorstand und Koordination wichtig. Der Vorstand sollte in Entscheidungen noch ein Gremium über sich und nicht die alleinige Macht haben.

Abschließend wurde von den befragten Koordinatoren noch grundsätzlich für eine gute Zusammenarbeit aufgeführt, dass es sehr wichtig ist, eine klare Definition der Aufgaben vorzunehmen und die Aufgabenregelung zwischen den Koordinatoren und den Vorständen schriftlich zu fixieren. Als Anregung wurde auch angegeben, darüber nachzudenken, die Vorstände aus dem Ehrenamt zu nehmen und zu vergüten. Diese Anregung wurde aber aufgeführt, um dadurch die Kluft und auch den erfahrenen Neid zwischen beiden Bereichen zu reduzieren und eine ungerechtfertigte Arbeitszuweisung der Hauptamtlichen zu vermeiden. So verständlich das Anliegen ist, andere Argumente sprechen dagegen und bedürfen einer eigenen Betrachtung. Eine vernünftige und realisierbare Aufgabenverteilung basiert auf anderen Herangehensweisen als einem finanziellen Ausgleich.

Als Erkenntnis, die sich aus den Interviews ergibt, ist zu nennen, dass die Zusammenarbeit zwischen dem ehrenamtlichen Vorstand und der Hospizkoordination insbesondere sehr förderlich verläuft, wenn die Rollen und Aufgaben geklärt sind, die Kommunikation untereinander wertschätzend und transparent gestaltet wird und Konflikte direkt und sachlich besprochen und bearbeitet werden können. Ebenso bedarf es einer strategischen Ausrichtung der Vereinsarbeit, die auch durch externe Berater begleitet werden kann. Eine hohe Relevanz stellt die Qualifizierung und Befähigung der ehrenamtlichen Vorstandsmitglieder sowie der hauptamtlich tätigen Koordinatoren dar.

Der Idealismus bzw. das hohe Engagement, das Koordinatoren an den Tag legen, gilt es zu erhalten, weil dies nicht nur für sie selbst, sondern auch für die Betroffenen wie auch für die ehrenamtlichen Hospizbegleiter von zentraler Bedeutung ist. Deshalb ist der erste Teil dieses Bandes ausführlich gehalten. Eine negative Veränderung hätte Auswirkungen auf die Mitarbeiterbindung zum Hospizverein. Von einer hohen Identifikation bis hin zur inneren Kündigung ist die Palette groß. Ein Blick in die Arbeitnehmersituation bundesweit, also weit über Hospizarbeit und Palliative Care hinaus, mag den Blick auf die Thematik weiten. Mit dem Gallup Engagement Index (www.gallup.de, darin konkret: Präsentation zum Engagement Index 2016) wird seit 16 Jahren jährlich eine Studie zur Arbeitsplatzqualität durchgeführt. Im Zentrum steht dabei die Frage, wie sich die emotionale Mitarbeiterbindung auf Leistung und Wettbewerbsfähigkeit von Unternehmen auswirkt. Die Präsentation zum Engagement Index 2016 lässt einige Einblicke zu. Interessant ist unter anderem:

- Führungskräfte schätzen sich falsch ein: »Ich glaube, ich bin eine gute Führungskraft« verneinen nur 3 % der befragten Führungskräfte. Hingegen sagen 18 % der Mitarbeiter: »Ich habe in den

vergangenen 12 Monaten aufgrund meines direkten Vorgesetzten daran gedacht, das Unternehmen zu wechseln«. (Präsentation zum Engagement Index 2016, Folie 15)
- In einem durchschnittlichen Unternehmen haben Mitarbeiter
  - 15 %: hohe emotionale Bindung
  - 70 %: geringe emotionale Bindung
  - 15 %: keine emotionale Bindung
  (Präsentation zum Engagement Index 2016, Folie 17)
- Die »Wechselwilligen« (»Ich habe in den vergangenen 12 Monaten aufgrund meines direkten Vorgesetzten daran gedacht, das Unternehmen zu wechseln«) verteilen sich auf diese drei Kategorien wie folgt: Mitarbeiter mit
  - hoher emotionaler Bindung: 3 %
  - geringer emotionaler Bindung: 15 %
  - keiner emotionalen Bindung: 45 %
  (Präsentation zum Engagement Index 2016, Folie 21)

Nicht unwichtig für Führungskräfte ist dabei, wie häufig Mitarbeiter ihre Bedenken den Vorgesetzten mitteilen:
- »Wie oft haben Sie in den letzten 12 Monaten bei der Arbeit trotz schwerer Bedenken diese gegenüber Ihrem Vorgesetzten nicht geäußert?«
  - 69 %: keinmal (davon: 80 % hohe, 69 % geringe, 55 % keine emotionale Bindung)
  - 2 %: einmal
  - 9 %: zweimal
  - 20 %: dreimal und häufiger (davon: 6 % hohe, 19 % geringe, 36 % keine emotionale Bindung)
  (Präsentation zum Engagement Index 2016, Folie 23)

Es gibt keine Zahlen, aus denen verlässlich hervorgeht, welche Mitarbeiterbindung Koordinatoren mehrheitlich haben und wie häufig sie das Gespräch suchen. Anzunehmen ist allerdings, dass sie eine ausgesprochen hohe Bindung haben, ähnlich wie viele ehrenamtliche Hospizbegleiter, die sich dem Verein sehr verbunden fühlen. Diese Besonderheit ist im Zusammenspiel von Ehrenamt und Hauptamt zu bedenken. Eine Reflexion der Frage, welche emotionale Bindung aktuell gegeben ist (hoch, gering, keine), ist weiterführend, weil einzelne Instrumente dazu beitragen sollen, die emotionale Bindung an den Hospizverein zum Wohle aller zu erhalten bzw. wieder zu verbessern. Einige weitere Aspekte aus der Studie lohnen einen Blick und Überlegungen, welche Relevanz diese in Hospizarbeit und Palliative Care haben könnten. Die volkswirtschaftlichen Kosten aufgrund innerer Kündigungen werden auf 80 bis 105 Milliarden Euro jährlich geschätzt (Präsentation zum Engagement Index 2016, Folie 25). Der Schaden, der im Hospizverein durch Mitarbeiter mit geringer oder keiner emotionalen Bindung bzw. von Mitarbeitern, die innerlich gekündigt haben, entsteht, lässt sich nicht in Zahlen ausdrücken. Er drückt sich allenfalls zwischenmenschlich aus und weil Koordinatoren in der Regel viel Freude an ihrer Arbeit haben, sind sie motiviert, ihre geringe Bindung gegenüber Betroffenen und Ehrenamtlichen nicht sichtbar zu machen.

Mit Bezug zu den Koordinatoren stellt sich also eine hohe Relevanz für die Entwicklung von Bewältigungs- und Lösungsstrategien dar, die durch Supervision, Qualifizierung, Netzwerkarbeit und Reflexionskompetenz gefördert werden kann. Auf den folgenden Seiten werden Instrumente zur Verfügung gestellt, die die Koordinatoren bei der Rollendefinition, dem Konfliktmanagement sowie der Fähigkeit zur Metaanalyse der Situation vor Ort unterstützen sollen.

Abschließend werden Reflexionsfragen zur Förderung der Resilienz zur Verfügung gestellt. Die Resilienz wird als »Widerstandsfähigkeit der Seele« (palliative ch 2010) beschrieben. Unter Resilienz versteht man die Fähigkeit, sich selbst ins innere Gleichgewicht zu bringen. Dabei werden Lebensthemen oder Einschränkungen als Möglichkeiten für persönliches Wachstum interpretiert und die aktivierten Ressourcen bewusst als persönliche Potenziale erlebt. (Trybek 2013, S. 38)

Somit wird auch die Intention des zweiten Teils dieses Buches deutlich. Die hauptamtlichen Koordinatoren, die ein hohes Engagement in die Arbeit einbringen, gilt es, für eine konstruktive Zusammenarbeit mit dem ehrenamtlichen Vorstand zu stärken bzw. ihnen Instrumente anzubieten, die sie anregen, ihre Rolle, ihre Tätigkeit und die Netzwerkarbeit zu fördern.

8 Aufgaben- und Rollendefinition

8.1 Rollenklärung

Jeder Mensch füllt diverse Rollen in seinem Leben aus. Je mehr Rollen zu bekleiden sind, umso höher ist der zeitliche Anspruch. Nicht immer ist es möglich, einen klaren Rollenwechsel durchzuführen. Zum Beispiel, wenn sich bei hoher beruflicher Identifikation der Koordinatoren das Hauptamt mit der Rolle des Ehrenamts vermischt. Bezogen auf die berufliche Rolle (die nur eine von diversen Rollen einer Persönlichkeit ausmacht) kann es auch hier zu Konflikten mit den verschiedenen anderen Rollen kommen, die der Einzelne innehat. (Zum Beispiel in der Rolle des Partners, des Elternteils, des Kindes, des Freundes, des Nachbarn, …)

Wenn man in Folge versucht, diese Lebenshüte in ein Kreisdiagramm zu integrieren, in dem die Lebensrollen in Bezug auf ihre Bedeutsamkeit für das Individuum in unterschiedlich große »Tortenstücke« aufgeteilt sind, wird sehr schnell deutlich, welche Rolle die größte Bedeutsamkeit bekommt. Bekommt eine Rolle einen besonders großen Raum, kann es passieren, dass für die anderen Lebensrollen nicht ausreichend Zeit zur Verfügung steht. Die Frage ist, ob diese Verteilung gewünscht ist?

Ist das nicht der Fall, wird die Frage relevant, ob die inneren Konflikte, die vielleicht gar nicht bewusst erlebt werden, dadurch entstehen, dass die einzelnen Rollen miteinander im Konflikt stehen (Interrollenkonflikt), zum Beispiel dadurch, dass eine große Bedeutung der beruflichen Rolle gegeben wird und dadurch die Familien-, Freundschafts- oder Ich-Rolle zu kurz kommt. Oder dass die Form, in der eine Rolle ausgelebt wird, nicht den Vorstellungen entspricht, die ursprünglich mit der Rolle in Verbindung gesetzt wurde, zum Beispiel, wenn im Rahmen der beruflichen Rolle deutlich wird, dass der Idealismus, mit dem die Rolle besetzt wurde, nicht anerkannt oder sogar ausgenutzt wird.

Nitschke (2016, S. 90) bietet hierfür hilfreiche Reflexionsfragen, um eine Rollenklärung zu fördern.

- *Rollenüberforderung*
  – Bin ich über- bzw. unterfordert?
  – Hängt das evtl. mit überhöhten Anforderungen zusammen?
  Lösungsansatz:
  – Erwartungsanpassung
  – Setzen realistischer Ziele
- *Rollenüberlastung*
  – Habe ich zu viele Aufgaben?

> Lösungsansatz:
> – Abgrenzung / Nein sagen lernen
> – Delegieren von Aufgaben
> – Zeitmanagement
> – Arbeitsorganisation
> - *Rollenunklarheit*
>   – Was sind meine konkreten Aufgaben und Ziele?
>   – Was wird von mir erwartet?
>   – Was soll ich leisten?
>   – Was erwarte ich von mir?
> Lösungsansatz:
> – Klare Ziele setzen
> – Aufgaben klar definieren
> – Zuständigkeiten fixieren
> - *Rollenkonflikte*
>   – Wie vereinbaren sich meine verschiedenen Rollen?
>   – In welchen Situationen kommen meine Rollen in Konflikt?
>   – Wie entscheide ich mich?
>   – Wie kann es gelingen, dass die Rollen im Team agieren?
> Lösungsansatz:
> – Werteklärung
> – (innere) Rollenverhandlung
> – Prioritäten setzen

Auch ein Konflikt innerhalb der einzelnen Rolle (Intrarollenkonflikt), zum Beispiel durch eine hohe Fremdbestimmung aufgrund geringer eigener Entscheidungspotentiale, kann Unzufriedenheit auslösen. Dies kann dazu führen, dass das Individuum sich wie eine Marionette durch die Ziele, Erwartungen und Anweisungen der Anderen fühlt (Nitschke 2016, S. 86-87).

> Hilfreich können des Weiteren folgende Fragen zur Analyse der einzelnen (beruflichen) Rolle sein:
> - Was ist mir wichtig in dieser Rolle?
> - Welche Werte ordne ich speziell dieser Rolle zu?
> - Welches sind meine Hauptaufgaben in der Rolle?
> - Welches sind die Kompetenzen und Fähigkeiten in der Rolle? (Was sind meine Fach- und Methodenkompetenzen? Wie stellen sich meine sozialen Kompetenzen dar? Welche Selbstkompetenzen bringe ich mit?)
> - Wie möchte ich die Rolle weiterentwickeln?
> - Welches sind die langfristigen Ziele, die ich mir in der Rolle setze?
> - Welche Verpflichtungen und Verantwortungen beinhaltet diese Rolle?
> - Wie viel Zeit nimmt die Rolle in Anspruch?
> - Welche Partner und Institutionen verbinde ich mit der Rolle? (Wie stellt sich mein berufliches Netzwerk dar?)
> - Welche Erwartungen haben diese Personen an mich?
>
> (Nitschke 2016, S. 88)

Im Sinne einer werteorientierten Reflexion für die Koordinatoren kann eine individuelle Standortorientierung sehr sinnvoll sein.

Im Folgenden lehnt sich diese eng an das BIOGRI-Arbeitspapier »caring the carers« (palliative ch 2010) an. Dieses Papier wurde von einer Expertengruppe der Gesellschaft palliative ch entwickelt, ein Projekt im Rahmen der Qualitätsförderung von Palliative Care in der Schweiz. Während des Bigorio-Prozesses erarbeitet »palliative ch« jährlich Empfehlungen zu einem bestimmten Thema der Palliative Care. Im Rahmen der vorliegenden Veröffentlichung wurde das Thema der Selbst- und der Fürsorge der »Carer« vertieft. Dabei wird ein bewusster Umgang mit sich selbst als tragender protektiver Faktor auf der Ebene des Individuums festgelegt. Dabei wird deutlich, dass es erforderlich ist, sich persönlich und beruflich mit den existentiellen Themen des Lebens und des Sterbens auseinanderzusetzen. Dazu gehört eine differenzierte Auseinandersetzung mit den Bereichen der Distanz und der Nähe, Sinn und Sinnlosigkeit, Macht und Ohnmacht. Diese erfolgte Auseinandersetzung wird als eine der Voraussetzungen gesehen, damit die Arbeit im Bereich der Palliative Care auch auf lange Zeit hinaus möglich sein kann (palliative ch 2010, S. 2).

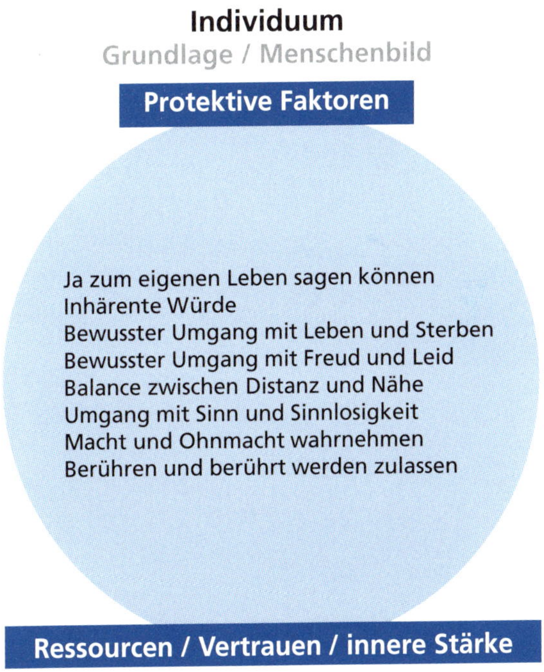

Individuum
Grundlage / Menschenbild

Protektive Faktoren

Ja zum eigenen Leben sagen können
Inhärente Würde
Bewusster Umgang mit Leben und Sterben
Bewusster Umgang mit Freud und Leid
Balance zwischen Distanz und Nähe
Umgang mit Sinn und Sinnlosigkeit
Macht und Ohnmacht wahrnehmen
Berühren und berührt werden zulassen

Ressourcen / Vertrauen / innere Stärke

Abb. 5: Resilienzfördernde Aspekte für das Individuum (palliative ch 2010, S. 8).

Teil II: Hauptamtliche Angestellte im ehrenamtlichen Verein

Individuum
Persönliche Kompetenz

Protektive Faktoren

Selbständigkeit, Selbstvertrauen, Selbstverantwortung
Eigene Kompetenzen kennen und nutzen: Selbstwirksamkeit
....
Einfallsreichtum, Kreativität, Ausdauer,
Angepasste Beziehungsgestaltung, nicht alle lieben müssen.
Gesunde Lebensführung
Andere sehen und gesehen werden
Achtsamer Umgang mit sich selbst und mit andern,
Sinn der eigenen Arbeit sehen
Ausgleich zwischen Arbeit und Freizeit
Humor
Hoffnung
Bewusster Umgang mit eigener Vergänglichkeit

Ressourcen / Vertrauen / innere Stärke

Abb. 5: Resilienzfördernde Aspekte für das Individuum (palliative ch 2010, S. 8). – Fortsetzung

136

Individuum
Fachliche Kompetenz und
Beziehung zu Vorgesetzten

Protektive Faktoren

Fachliche Kompetenz und Sicherheit
Fortlaufende Weiterbildung

Vorgesetzte Person, die einen
schätzt,
fördert,
sensibel und konstruktiv mit
eigenen Stärken und Schwächen
umgeht, die einem etwas zutraut.

Ressourcen / Vertrauen / innere Stärke

Abb. 5: Resilienzfördernde Aspekte für das Individuum (palliative ch 2010, S. 8). – Fortsetzung

Folgende Fragestellungen leiten eine Selbstreflexion in Bezug auf resilienzfördernde Faktoren der eigenen Persönlichkeit:
• Über welche Ressourcen verfüge ich?
• Welches sind meine am häufigsten vorkommenden Schwierigkeiten bei der Arbeit?
• Was tue ich für mein Wohlbefinden?

- Sind meine Vorstellungen von »sich selbst Sorge tragen« vereinbar mit der Arbeitsrealität?
- Welches Verständnis habe ich in Bezug auf die Koordinatorentätigkeit
  - in Bezug auf die Arbeit mit den sterbenden Menschen und ihrer An- und Zugehörigen?
  - in Bezug auf die Zusammenarbeit mit den Ehrenamtlichen?
  - in Bezug auf die Zusammenarbeit mit dem Vorstand und dem Arbeitgeber?
  - in Bezug auf meine beruflichen Netzwerke?
- Welchen Einfluss hat meine Arbeit auf mein Wohlbefinden?
- Fühle ich mich in meiner Arbeit wertgeschätzt?
- Frage ich mich täglich, wie es mir geht, wie ich mich fühle?
- Welches ist mein Beitrag für eine gute Teamarbeit?
- Wie gehe ich mit Distanz und Nähe um?
- Wie gehe ich mit den Emotionen, dem Leiden der betroffenen Menschen und deren Familien um?

Hilfreiche Aspekte, um als Individuum gestärkt den Anforderungen aus der Arbeitstätigkeit entgegen wirken zu können ist es, den eigenen Wert zu erkennen, aber auch Verantwortung für das eigene Wohlbefinden zu übernehmen. Dies kann gelingen, wenn ich achtsam mit mir selbst umgehen kann und lerne, um Hilfe zu bitten (und nicht meine, alles selbst machen zu müssen). Dafür muss ich lernen, meine eigenen Grenzen zu erkennen und sie zu berücksichtigen und die Trennung zwischen privatem und beruflichem Leben zu respektieren. Auch hilft es, proaktiv zu agieren und die Entwicklung der beruflichen Kompetenzen selbst zu fördern. (palliative ch 2010, S. 3)

Dienlich ist es auch, sich selber über die eigenen (Lebens-)Rollen (Nitschke 2016) bewusst zu werden. Intra- (Konflikte innerhalb der Rolle) und Interrollenkonflikte (Konflikte zwischen den verschiedenen Rollen) können dazu führen, Unzufriedenheit und Überforderung zu empfinden. Positiv und herausfordernd zugleich für die Hospizkoordinatoren ist, dass sie eine Tätigkeit durchführen, mit der sie sich stark identifizieren, mit viel Freude und Engagement ihre Rolle füllen und dadurch für sie selbst die Grenze zwischen Haupt- und Ehrenamt verwischen kann. Insbesondere, wenn sie im Vorfeld als ehrenamtliche Mitarbeiter tätig gewesen sind, stellt sich für sie eine bewusste Trennung zwischen hauptamtlicher Tätigkeit und zusätzlichem unentgeltlichen Engagement als große Schwierigkeit dar, da ihre Arbeit durch sehr viel Idealismus geprägt ist.

8.2 Aufgabenklärung

Neben einer persönlichen Rollenklärung der hauptamtlichen Koordinatoren braucht es eine klar definierte Aufgabenbeschreibung für die Tätigkeit durch den Arbeitgeber.

Die Ausführungsbestimmungen für die gesetzliche Regelung, die die Förderung der ambulanten Hospizarbeit ermöglichte, boten schon immer einen brauchbaren Rahmen für eine Stellenbeschreibung der hauptamtlichen Koordinationskräfte, aber nur wenige ehrenamtliche Vorstände waren in den Anfangsjahren der Förderung gewillt oder in der Lage, diese umzusetzen. Endlich hatte die rein ehrenamtliche, ambulante Hospizversorgung beim Gesetzgeber Beachtung und Niederschlag in einem Förderverfahren gefunden, nun wollte man auch größtmöglichen Nutzen aus dieser Förderung ziehen und vieles, was den ehrenamtlich tätigen Vorstand zeitlich oder inhaltlich stark forderte, durch das Hauptamt, diese eine Person, die schließlich Geld für die Arbeit bekam, erledigt wissen.

In diesem Bereich hat sich bereits viel getan, was nicht zuletzt auch ein Verdienst der Aus- und Weiterbildungsstätten ist, die in regelmäßigen Abständen Absolventen ihrer Kurse zu Updates zusammen holten und aufgrund der dort gemachten Erfahrungen Nachbesserungen und Präzisierungen in den Rahmenvereinbarungen einforderten.

Mit der Möglichkeit der Leistungserbringung in der so genannten spezialisierten ambulanten Palliativversorgung (SAPV) im Sinne des § 37b SGB V, die der Gesetzgeber zumindest theoretisch ab dem Jahr 2007 eröffnete, geschah ein zweiter Umbruch in der Hospizarbeit und Palliativversorgung, die zum überwiegenden Teil den ersten Umbruch noch gar nicht vollständig für sich verarbeitet hatte: Nicht wenige Dienste sahen und sehen in diesem neuen Betätigungsfeld nun eine neue Herausforderung für sich, in unserer Klassifikation der Entwicklungsschritte also damit den Sprung vom »Sie« zum »sie« und damit einen allumfassenden Auftrag zur Sicherstellung einer abgestuften und flächendeckenden Hospiz-und Palliativversorgung aus eigenen Kräften.

Bereits wenige Monate nach dem Inkrafttreten des Hospiz-und Palliativgesetzes Ende 2015 zeichnet sich erneut eine deutliche Verschärfung der Situation ab: die Aufforderung zur flächendeckenden Netzwerkbildung, das Verlangen des Gesetzgebers nach transparenten und tragfähigen Kooperationen und ein umfassender Beratungsauftrag verursachen erneut Verunsicherung.

Zu früh beim Wort genommen, kommt es nun zum Schwur für die ehrenamtliche Hospizbewegung, die vieles gesetzlich festgeschrieben haben wollte, was sie als Verdienst eigenen Tuns der vergangenen Jahre für sich in Anspruch genommen hat.

8 Aufgaben- und Rollendefinition

Dereinst ausgezogen um »Haltung und Wissen der Hospizbewegung in das System der Regelversorgung zu reintegrieren« soll sie nun als Teil dieses Systems ihren Platz neu definieren und ein ernst zu nehmender und verlässlicher Partner in einem exponentiell wachsenden Versorgungsumfeld werden.

Und das soll geschehen mit einer überaus spärlichen Ausstattung an hauptamtlichen Kräften, die sich auf der einen Seite den, zum Teil durch sinkende zeitliche Kapazitäten der ehrenamtlichen Vorstände, steigenden Ansprüchen ihrer Anstellungsträger und auf der anderen Seite den Anforderungen des Gesundheitsmarktes gegenüber sehen, ohne jemals in Ausbildung und bisheriger Berufslaufbahn darauf vorbereitet worden zu sein?

Im Folgenden wird nun untersucht, was hilfreich sein kann, das berufliche Überleben in diesem Feld zu ermöglichen.

Die bereits in der Pionierphase formulierte Werteorientierung der Hospizbewegung bezieht sich darauf, das Sterben als einen Teil des Lebens zu betrachten, als einen Vorgang, der weder verkürzt noch künstlich verlängert werden soll und wo deshalb aktive Sterbehilfe ausgeschlossen ist.

Aufgabe war und ist, in enger Zusammenarbeit mit den verschiedenen Berufsgruppen, die in der Palliativversorgung tätig sind, einen Raum zu schaffen, in dem der kranke Mensch mit möglichst geringen Beschwerden bis zuletzt leben kann, umsorgt von Familie, Freunden und Betreuern, egal an welchem Ort er sich befindet. Immer sind die Betreuenden und An- und Zugehörigen des betroffenen Menschen ebenfalls im Blickfeld des hospizlichen Angebotes – auch über den Tod hinaus.

Das vielfältige Angebot, welches sich hieraus ergibt, macht im ambulanten Hospizdienst ein hauptamtliches Engagement erforderlich, das die Qualität der Arbeit, Kontinuität in der Ansprechbarkeit und in der Sicherung der strukturellen Rahmenbedingungen ermöglicht. Durch die Schaffung der gesetzlichen

Grundlage nach § 39a SGB V Abs. 2 wurden Träger ambulanter Hospizarbeit zu Arbeitgebern und haben als solche Rechte und Pflichten gegenüber ihren Angestellten.

Sie haben daher eine Fürsorgepflicht gegenüber den hauptamtlich Tätigen zu erfüllen. Die Besonderheit der Hospizdienste liegt auch darin begründet, dass sie nicht allein über die Fördergelder der Krankenkassen finanziert werden. Ein erheblicher Teil der Kosten muss durch Spenden oder Eigenmittel finanziert werden. Dies ist ein relevanter Teil des Konzepts, das durch Mitmenschlichkeit geprägt ist und mit motivierten Ehrenamtlichen und Hauptamtlichen arbeiten möchte. Damit das gelingen kann, braucht es ein kreatives Umfeld der Unterstützung, Kontinuität, Nachhaltigkeit und Qualitätssicherung, um Umsetzungsspielräume zu schaffen und angemessene Ressourcen zu entwickeln.

Im Rahmen der Konkretisierung der Trägerverantwortung muss eine Stellenbeschreibung schriftlich auf der Basis der Funktions- und Aufgabenbeschreibung vorliegen.

Empfohlen wird eine Vergütung, die sich nach der Ausbildung und beruflichen Vorerfahrung der Koordinationskraft richtet. Diese kann sich darüber hinaus an Lebensalter, Familienstand und Kinderzahl orientieren.

Hinweis: Dort, wo es eine tarifrechtliche Vereinbarung gibt, wurden in Anlehnung an dieses bestehende Tarifrecht der Länder bisher folgende Eingruppierungen vorgenommen: z. B. E9/E10 TVöD für Sozialpädagogen/Gesundheitspfleger sowie andere Berufsgruppen, z. B. Altenpfleger, Theologen, Psychologen. (In einigen Bundesländern ist eine Vergütungsregelung anhand der durchschnittlichen Eingruppierung beim jeweiligen Landesverband zu erfragen, z. B. in Bayern).
- ♦ Sicherstellung der 24 h Erreichbarkeit (gem. der Rahmenvereinbarung nach § 39a Abs. 2 SGB V) des Dienstes unter

Berücksichtigung der *arbeitsrechtlichen Vorgaben* und der Fürsorgepflicht gegenüber dem Arbeitnehmer.
* Bereitschaftsdienste (einschl. deren Zumutbarkeit und deren Vergütung)
* Überstunden und Mehrarbeit
* Höhergruppierungen
* Tariferhöhungen
* Urlaub
* Fortbildungen

Vor diesem beispielhaft ausgeführten Hintergrund wird deutlich, dass die Aufgaben eines Vereinsvorstands zur Führung dieses kleinen, aber gesellschaftlich relevanten Unternehmens mit einem konkreten, wenn auch flexibel handhabbaren Aufgabenspektrum verbunden ist. Im Anhang 5 (vgl. auch DHPV 2012; Raß 2016) ist dieses Aufgabenspektrum von ehrenamtlichen Vorständen wie auch von Koordinatoren als Arbeitshilfe zur Klärung und Optimierung der Aufgaben im eigenen Hospizverein formuliert.

9 Konfliktmanagement und wertschätzendes Miteinander

Die Kooperation von Haupt- und Ehrenamtlichen ist ständigen Veränderungen ausgesetzt, die Reaktionen erfordern. Als ein Faktor sind hier die Veränderungen im Gesundheitswesen zu nennen, die in den letzten Jahren auch die Arbeit der ambulanten Hospizdienste beeinflusst hat. Aber auch die personelle Entwicklung und ggf. die Fluktuation auf beiden Seiten, die immer wieder die Einbindung neuer Personen in die Kooperationsstrukturen erforderlich macht (BMFSFJ 2015, S.12).

Hilfreich ist es hier, eine Feedbackkultur im ambulanten Hospizdienst zu entwickeln, in der auch kritisches Feedback möglich ist.

Die Bezeichnung »Feedback« entstammt der Kybernetik und bedeutet »Rückkoppelung« (Fengler 1998, S. 12). Ein Feedback ist als eine konstruktive, bewertungsfreie Rückmeldung zu sehen, in der die eigene Wahrnehmung respektvoll in Worte gefasst wird. Ein Feedback sagt also etwas über die Wahrnehmung, die Interpretation und die damit einhergehenden Gefühle und Handlungsweisen des Feedbackgebenden aus (Poser und Schneider 2005, S. 214).

Feedbacks machen uns »blinde Flecken« bewusst. Das sind jene Flecken, die wir nicht kennen, die aber das Gegenüber registriert hat, wie z. B. Tonfall, Gestik, Mimik (Fengler 1998, S. 16). Durch ein Feedback können wir eine Person informieren, wie wir ihre Verhaltensweisen wahrnehmen, verstehen und erleben. Feedback macht auf Verhaltensweisen aufmerksam, die positiv, aber auch negativ auf die Beteiligten wirken. Über das Feedback wird es möglich, die Fremdwahrnehmung mit der Selbstwahrnehmung systematisch zu vergleichen.

Um Feedback möglichst effizient einzusetzen, müssen bestimmte Grundvoraussetzungen beachtet werden. Effizienz bedeutet in diesem Zusammenhang, dass der Feedbacknehmer die Rückmeldungen annehmen kann, ohne verletzt zu werden.

Feedback über persönliches Verhalten ist ein Angebot, mehr darüber zu erfahren, wie andere einen wahrnehmen. Im Feedback gegebene Rückmeldungen sind keine objektiven Wahrheiten, keine Werturteile, sondern subjektive Wahrnehmungen. Sie betreffen nicht die Persönlichkeit, sondern das Verhalten einer Person. Gegenseitige Wertschätzung ist Grundvoraussetzung für effizientes Feedback. Damit ein Feedback Akzeptanz beim Gegenüber findet, sollten folgende Aspekte beim Feedback beachtet werden:

9.1 Feedback zeitnah geben

Häufig werden unangenehme Aufgaben, wie auch das kritische Feedback, nicht zeitnah gegeben, sondern auf einen günstigen Zeitpunkt verschoben. Das Vertagen hat häufig zur Folge, dass sich die Gesprächspartner an die konkrete Situation, in der das Verhalten aufgetreten ist, nicht mehr präzise erinnern können oder das Ganze nicht mehr als relevant angesehen wird. Im Extremfall gerät das Feedback in Vergessenheit und das Verhalten, über das sich eine Person geärgert hat, ändert sich nicht (Stöwe und Keromosemito 2004, S. 83).

Ein zeitnahes Feedback sollte auch deshalb gegeben werden, damit sich Emotionen erst gar nicht anstauen. Durch das Anstauen von Ärger und Frustration über einen längeren Zeitraum geschieht die Ansprache des kritischen Verhaltens beim Gegenüber dann schnell in einer Art und Weise, die vom Gegenüber als überzogen oder gar aggressiv wahrgenommen wird. Der Gesprächspartner wundert sich dann darüber, warum die Person bei einer Kleinigkeit dermaßen »aus der Haut fährt« (Stöwe und Keromosemito 2004, S. 84). Demzufolge ist ein Feedback besonders wirkungsvoll, wenn es zeitnah erfolgt und möglichst kurzfristig gegeben wird (vgl. Stöwe und Keromosemito 2004, S. 83).

9.2 Diskretion beim Gespräch

Das kritische Feedback sollte im Vier-Augen-Gespräch erfolgen, da Kritik von vielen, wenn sie vor anderen geschieht, als Gesichtsverlust erlebt wird. Gedanken wie »Was nimmt dieser Mensch sich heraus? Mit welchem Recht kritisiert er mich? Wie stehe ich denn jetzt vor den anderen da?« gehen dem Kritisierten durch den Kopf (Stöwe und Keromosemito 2004, S. 84).

Öffentliche Kritik wird als unangenehm und »erniedrigend« erlebt, deshalb findet die Kritik auch nur schwer Akzeptanz beim Gegenüber. Die Wahrscheinlichkeit ist geringer, dass der Kritisierte mit Gegenwehr reagiert, wenn das Feedback im Vier-Augen-Gespräch erfolgt. Nicht nur der Kritisierte kann sein Gesicht eher wahren, auch der Feedbackgeber schützt sich durch ein Vier-Augen-Gespräch vor einer peinlichen Situation in der Öffentlichkeit, wenn es zu einer unerwarteten heftigen Reaktion des Gegenübers kommen sollte (Stöwe und Keromosemito 2004, S. 85).

Der Erfolgsfaktor »zeitnah Feedback geben« ist aufgrund der Diskretion nicht immer sofort umsetzbar, da sich eine ungestörte Situation oft erst später ergibt. »Daher ein ganz pragmatischer Tipp: Warten Sie nicht auf eine günstige Gelegenheit. Schaffen Sie Raum und Zeit für ein Feedback und wenn es nur fünf Minuten sind« (Stöwe und Keromosemito 2004, S. 85).

9.3 Abwägen von Aufwand und Nutzen

Nicht immer ist ein Verhalten, das man selber als kritisches betrachtet, für die weitere Zusammenarbeit relevant. Es sollte daher vorher abgewogen werden, ob durch eine Verhaltensänderung des Teammitglieds als Ergebnis des Feedbacks die Situation für einen selber und/oder andere deutlich verbessert werden würde oder das Verhalten einen selber »nur« stört, aber nicht weiter ins Gewicht fällt (Stöwe und Keromosemito 2004, S. 86).

Häufiges Geben von kritischem Feedback kann dazu führen, dass die Motivation und das Engagement des Gegenübers beeinträchtigt werden oder dazu führen, dass die Kritik nicht mehr ernst genommen wird, weil man selber als ständiger Nörgler wahrgenommen wird (Stöwe und Keromosemito 2004, S. 86).

9.4 Die eigene Einschätzung hinterfragen

Wenn wir ein Verhalten an einer Person als problematisch ansehen, sollten wir unsere Gedanken erst hinterfragen, bevor wir ein Feedback geben (Stöwe und Keromosemito 2004, S. 86). Häufig neigen wir dazu, bei Personen mit denen wir nicht so gut klarkommen, besonders schnell und deutlich die Fehler zu sehen. Bei Personen, denen wir positiv gegenüberstehen, nehmen wir solche Fehler weniger wahr oder interpretieren es großzügiger (Stöwe und Keromosemito 2004, S. 86).

Hilfreich ist das Fragen anderer Teammitglieder nach deren Bewertung des Verhaltens. So kann ein Abgleich der eigenen Wahrnehmung vorgenommen werden (Stöwe und Keromosemito 2004, S. 86).

9.5 Die richtige Dosierung

Die Konfrontation mit allzu vielen Kritikpunkten kann eine Abwehr des Gegenübers bewirken. Es wird zu keinem konstruktiven Gespräch kommen und das Teammitglied wird sein Verhalten nicht ändern. Deshalb sollte eine Auswahl der »Muss-« und »Kann-Themen« erfolgen. Eine Überlegung, welche Themen offen auf den Tisch gelegt werden, weil sich der Aufwand lohnt, heißt nicht zu sagen, dass alles in Ordnung ist. Ehrlichkeit darf nicht mit Offenheit verwechselt werden, es müssen nur nicht alle Punkte thematisiert werden (vgl. Stöwe und Keromosemito 2004, S. 87). Auf die Frage »Gibt es sonst noch etwas, was Sie stört?« könnte z. B. die Antwort lauten: »Das waren die wirklich wichtigen Themen. Es gibt natürlich hin und wieder Situationen, in denen Sie anders handeln, als ich es selbst täte, aber das empfinde ich als nicht so gravierend« (Stöwe und Keromosemito 2004, S. 88).

Die Kritik sollte sich auf die Kernpunkte konzentrieren, damit die Akzeptanz und damit kurzfristige Veränderungen, die die Aktivitäten unterstützen, herbeigeführt werden (vgl. Stöwe und Keromosemito 2004, S. 88).

»Kritik und die Äußerung von Vorbehalten haben in einer »Bedankungskultur« nicht ohne Weiteres Platz. Dies gilt in besonderem Maße gegenüber den Ehrenamtlichen selbst, aber durchaus auch gegenüber der Leitung und dem Freiwilligenmanagement in Einrichtungen, die ehrenamtliches Engagement aktiv fördern und unterstützen [...] Mit Befürchtungen, Vorbehalten und Kritikpunkten kann man aber nur dann konstruktiv umgehen, wenn man sie kennt.« (BMFSFJ 2015, S. 26)

10 Transaktionen

10.1 Transaktionsanalyse

Die Transaktionsanalyse von Eric Berne ist ein Kommunikationsmodell zur Auswertung von Gesprächsstrukturen mithilfe eines weiterentwickelten psychoanalytischen Ansatzes. Das Modell wurde von dem kanadischen Psychiater Eric Berne in den 1950er Jahren entwickelt (Wingchen 2014, S. 85). Berne nutzte dafür die Erfahrungen, die er als Psychiater in seiner Berufspraxis sammelte und entdeckte, nämlich, dass all seine Patienten in ihren elementaren Wesenszügen drei spezifische Verhaltensmuster aufwiesen, zwischen denen sie abrupt wechseln konnten. Zur weiteren Differenzierung und Exemplifizierung dieser Verhaltensmuster nutzte Berne das dreischichtige Instanzenmodell des Psychoanalytikers Sigmund Freud und nannte diese spezifischen Verhaltensmuster (engl.: behavioral patterns) »Ich-Zustände« (Wingchen 2014, S. 86). Eric Berne unterteilte die drei »Ich-Zustände« in »Kind-Ich«, welches dem freudschen »Es« entspricht, dem »Erwachsenen-Ich«, das Freuds »Ich« entspricht und dem »Eltern-Ich«, welches an Freuds »Über-Ich« angelehnt ist (Wingchen 2014, S. 87; Gerhold 2005, S. 19).

Laut Berne entwickelt jeder Mensch in seinen ersten sechs Lebensjahren einen unbewussten Lebensplan, ein sogenanntes »Skript«, an dem sich alle Entscheidungen orientieren, die er im Laufe seines weiteren Lebens trifft, sofern nicht ein tiefergehendes Erlebnis dieses Entscheidungssystem ändert. So wird z. B. ein Mensch, der als Kind stets lieblos behandelt wurde, wahrscheinlich die Erfahrung machen, dass es sich für andere aufopfern muss, um Zuwendung und Liebe zu bekommen, und lernt dabei seine eigenen Bedürfnisse in den Hintergrund zu stellen. Und diese Erfahrung wird diesen Mensch sein Leben lang in all den getroffenen Entscheidungen beeinflussen, solange er nicht lernt, seine eigenen aggressiven Gefühle für seinen eigenen Nutzen einzusetzen (Wingchen 2014, S. 87).

Um diese Art der Entwicklung und die Kommunikation zwischen Menschen mit unterschiedlichen Entscheidungssystemen und Lebensplänen zu analysieren, konkretisierte Eric Berne seine drei »Ich-Zustände« und machte sie anwendbar, und entwickelte die Strukturanalyse. Diese dient dazu abzuklären, welcher der drei »Ich-Zustände« bei einem Menschen besonders stark ausgeprägt ist und welcher das jeweilige Handeln der Person beeinflusst (Wingchen 2014, S. 88).

Laut Berne entwickelt sich das »Kind-Ich« zuerst und es definiert sich durch die Eigenschaften der Spontanität, Kreativität und das »Sich wohlfühlen«, aber auch durch Neid, Missgunst und Manipulation. Es ist von Emotionen dominiert und ist dadurch impulsiv und ambivalent. Zudem lokalisiert Berne den Sitz des Selbstwertgefühls im »Kind-Ich«, wo das jeweilige

Individuum sich selbst einschätzt und Angriffe und Bedrohungen auf sein Selbstwertgefühl erfährt, und auf diese dem Charakter des »Kind-Ichs« entsprechend, irrational und emotional reagiert (Wingchen 2014, S. 88-90).

Bernes »Eltern-Ich« ist die Zusammenfassung aller Gebote und Verbote, die das Kind in seiner Entwicklung von seinen Eltern gelehrt bekommt und später, nochmals durch die gesellschaftlichen Normen, erweitert wird. Es umfasst Moral, Regeln, Vorurteile und starre geistige Haltung, aber auch liebevolle Aspekte wie z. B. das Helfen oder das Belehren, Pflegen und Fürsorge. Je dominanter das »Eltern-Ich« bei einem Menschen ausgeprägt ist, desto intoleranter erscheint dieser, weil das eigene analytische Denken durch vorgefertigte Handlungsmuster und Vorurteile ersetzt wird, die zwar ein klares Handeln ermöglichen, aber das Hinterfragen einer Situation erschweren (Wingchen 2014, S. 91-92).

Das »Erwachsene-Ich« stellt die harmonische Mitte der drei Entscheidungssysteme dar. Berne vergleicht dieses mit einem Datenverarbeitungsmechanismus, der Informationen analysiert, miteinander verrechnet und interpretiert. Das »Erwachsene-Ich« setzt sich kritisch mit der Außenwelt auseinander und wertet die Aktivitäten der beiden anderen Entscheidungssysteme aus. Es kontrolliert, ob die Normen und Vorgaben des »Eltern-Ichs« noch zeitgemäß, angebracht und auf die jeweilige Situation anwendbar sind und verwirft diese, falls sie nicht den erforderlichen Kriterien entsprechen. Weiterhin überprüft das »Erwachsenen-Ich«, ob die Forderungen und die emotionalen Reaktionen des »Kind-Ich« angemessen und dem zu erreichenden Ziel dienlich sind. Das »Erwachsene-Ich« erfüllt eine Kontrollfunktion und sorgt für eine Balance zwischen den Systemen und für eine angemessene Reaktion auf Stimuli von der Außenwelt. (Gerhold 2005, S. 20-23)

10.2 Transaktionsformen

Eric Berne unterschied in seinem Kommunikationsmodell zwischen drei verschiedenen Transaktionsformen. Er spricht zum einen von der sog. »komplementären Transaktion«, die parallel bzw. auf einer Ebene verläuft, von der »gekreuzten Transaktion«, die ein Konfliktpotential bietet und von der »verdeckten Transaktion«, die auf mehreren Ebenen gleichzeitig kommuniziert (Wingchen 2014, S. 94).

Bei der »komplementären Transaktion« werden die Reize und Reaktionen in einem Gespräch an dieselben Ich-Zustände geschickt, das heißt, wenn zwei Personen miteinander kommunizieren, dann stellt z. B. Person A eine Frage von seinem »Erwachsenen-Ich« aus an das »Erwachsenen-Ich« von Person B und diese antwortet auf derselben Ebene der Person A. Diese Art von Gespräch verläuft parallel und weist aufgrund dessen nur ein sehr geringes Konfliktpotential auf. Die Gesprächsinhalte müssen aber nicht zwangsweise auf dieselbe Ebene gerichtet sein. So können zwei Personen auch erfolgreich miteinander kommunizieren, solange die Transaktion parallel, also immer noch komplementär zueinander verläuft. So kann z. B. eine Person vom »Kind-Ich« aus kommunizieren: »Es tut so sehr weh!«, und die jeweilige andere Person reagiert vom »Eltern-Ich« aus mit: »Es wird bald wieder gut!«, und obwohl hier verschiedene Ebenen miteinander kommunizieren, kann das Gespräch weiter verlaufen, ohne einen direkten Konflikt auszulösen (Wingchen 2014, S. 95-96; Schmidt 2005, S. 63).

Bei der zweiten Gesprächsform, der »gekreuzten Transaktion« kommt es, wie der Name es bereits sagt, zu einer Kreuzung der Gesprächslinien, weil die jeweiligen Personen an unterschiedliche »Ich-Zustände« appellieren und somit den Kommunikationsfluss stören, was zu einem Konflikt führt und am Ende zu einem Abbruch des Gespräches (Wingchen 2014, S. 96-98). Solch eine »gekreuzte Transaktion« ist auch laut Berne nur schwer zu bewältigen. Eine vorgeschlagene Möglichkeit ist es, auf einen Reiz, der sich zu kreuzen droht, mit einer komplementären Antwort zu reagieren, um damit im nächsten Schritt vom »Erwachsenen-Ich« an das »Erwachsene-Ich« des Gegenübers zu appellieren, um eine mögliche Lösung zu finden (Wingchen 2014, S. 99; Schmidt 2005, S. 68).

In der dritten Transaktionsform, der »verdeckten Transaktion« geht es darum, dass übermittelte Botschaften nicht nur einen Ich-Zustand, sondern gleich mehrere ansprechen kann. Hier unterscheidet man zwischen der »Duplex-Transaktion« und der »Angulär-Transaktion«.

Bei der ersteren, der »Duplex-Transaktion«, werden jeweils beim Sender und Empfänger dieselben Ich-Zustände angesprochen. So kann z. B. eine getätigte Aussage wie: »Ich hab mir ein neues Auto gekauft, willst du es sehen?« auf der »Erwachsenen-Ich«-Ebene signalisieren, dass man bereit ist, sein neues Auto zu zeigen und auf der »Kind-Ich«-Ebene zum Spaß haben und bestaunen einlädt (Wingchen 2014, S. 101).

Die »Angulär-Transaktion« unterscheidet sich von der ersteren insoweit, dass eine getätigte Aussage z. B. von Person A von der »Erwachsenen-Ich«-Ebene getätigt wird, aber bei Person B auf zwei Ebenen ankommt. Diese Art der Kommunikation findet oft Anwendung im Verkaufsbereich. So kann eine Aussage wie: »… aber das können Sie sich eh nicht leisten« das Selbstwertgefühl des gegenüber angreifen und bei ihm eine gewünschte emotionale Reaktion provozieren, die für Person A von Nutzen ist (Wingchen 2014, S. 102; Schmidt 2005, S. 73-75).

Auf der Grundlage der Transaktionsanalyse wird es möglich, Kommunikationsstrukturen dahingehend zu analysieren, inwiefern in der Interaktion eine gekreuzte Transaktion vorhanden ist, die zu einem Konflikt oder sogar Gesprächsabbruch führt. Hier kann es sehr hilfreich sein, sich bewusst zu werden, aus welchen Ich-Zuständen das Gegenüber angesprochen wird. Alleine diese Analyse hilft dabei, sich des (inneren) Konfliktpotentials bewusst zu werden. Um diesem konstruktiv zu begegnen, hilft es wieder, ein konstruktives Feedback zu geben.

»Die unterschiedliche Wahrnehmung der Konfliktlage bei Haupt- und Ehrenamtlichen weist jedoch bereits darauf hin, dass viele Schwierigkeiten den Ehrenamtlichen gegenüber nicht offen thematisiert werden. [...] Die Anerkennungskultur gegenüber Ehrenamtlichen kann hinsichtlich der Erkennung und Bearbeitung von Schwierigkeiten als Hemmschuh wirken, weil sie oft so verstanden wird, dass Anerkennung und Kritik in Widerspruch zueinanderstehen und sich Kritik an Ehrenamtlichen somit verbietet.« (BMFSFJ 2015, S. 39)

Dienlich ist es in diesem Zusammenhang, die eigene Rolle zu definieren, Schwierigkeiten und Konflikte wahrzunehmen, bzw. durch eine Feedbackkultur frühzeitig anzusprechen und eigene Grenzen zu benennen.

Ein hilfreiches Instrument zur Analyse von Konflikten bieten Thomann und Renner (1995, S. 21f, zitiert nach Muster-Wäbs und Pillmann-Wesche 2009, S. 54). Die Analyse von Konflikten, also das Verständnis dessen, um was es geht, ist die Voraussetzung für eine Klärung eines Konfliktes. In der folgenden Analysemethode wird in Anlehnung an das TZI-Konzept (= Themenzentrierte Interaktion nach Ruth Cohn) gearbeitet. Dabei wird der Streitgegenstand, die Hintergründe des einzelnen, die Beziehungen der Kontrahenten sowie das Umfeld anhand bestimmter Fragen ermittelt. Aus der möglichst umfassenden Bearbeitung der Fragen durch die Leitungsperson oder einzelner Teammitglieder mit der Leitung zusammen, können Schlussfolgerungen für die daraus resultierenden Maßnahmen gezogen werden.

> *Fragen zum Streitgegenstand und zur Vorgeschichte:*
> – Wer ist mit wem im Konflikt?
> – Worum geht es, was ist der Streitgegenstand?
> – Wann und wie kam es zu ersten Spannungen?
> – Was spielt sich gegenwärtig ab?
> – Welche Maßnahmen sind zur Konfliktbewältigung schon versucht worden?

> *Fragen zur Beziehung der Konfliktgegner*
> – Wie gehen die Parteien miteinander um?
> – Wie lange kennen sie sich schon, wie stehen sie zueinander?
> – Hat sich der Konflikt ausgeweitet, d. h. sind weitere Personen oder Personengruppen miteinbezogen worden oder ergreifen Partei?

> *Fragen zu den Hintergründen der einzelnen Parteien*
> – Worauf will jede Konfliktpartei hinaus, was will sie für sich erreichen?
> – Steht ein Beteiligter allein im Konflikt, hat er Freunde, Verbündete in der Abteilung?
> – Wie ist die Situation des einzelnen? Steht jemand unter Druck, hat gesundheitliche oder persönliche Probleme?

> *Umfeld der Konfliktgegner*
> – Welche Zwänge schafft das Arbeitsumfeld?
> – Welche ungeschriebenen Gesetze (Regeln) gibt es?

Im Anschluss an die Analyse sollte gemeinsam im Team überlegt werden, was erreicht werden soll (das Ziel), und wie gehandelt werden soll, um die Problematik gemeinsam zu bearbeiten.

11 Resilienz

11.1 Resilienzförderung

Das Wort Resilienz kommt aus der Entwicklungs-Psychopathologie. In der Literatur sind für Resilienz keine einheitlichen Definitionen aufgeführt. Am ehesten lässt es sich nach palliative ch (2010, S. 1) im Zusammenhang mit Palliative Care mit »psychischer Widerstandsfähigkeit« übersetzen. Die Resilienz kann demnach auch als positives Pendant zur Vulnerabilität (Verletzbarkeit) gesehen werden.

Aus der Resilienzforschung sind protektive Faktoren bekannt, die als ein dynamischer Prozess zu sehen sind, bei dem ein Individuum auf seine Umwelt reagiert.

McAllister und Lowe (2013, S. 43-44) führen Faktoren auf, die die Resilienz beim Individuum fördern:

- Optimismus
- Kognitive Fähigkeit
- Eigene moralische Werte
- Altruismus
- Orientierung an einem Rollenmodell, das Resilienz demonstriert
- Kompetenz im Umgang mit Ängsten
- Wirksame Bewältigungsstrategien
- Unterstützendes soziales Netzwerk
- Körperliche Fitness
- Humor

Bei Personen mit hoher Resilienz wird häufig ein großes Maß an Unabhängigkeit und ein hohes Selbstbewusstsein festgestellt. Im Umgang mit Risikoumständen spielen die protektiven Faktoren eine große Rolle, da diese einen großen Einfluss auf die Resilienz einer Person ausüben können.

Die Förderung der Resilienz kann nach palliative ch (2010, S. 2) an verschiedenen Punkten angesetzt werden. Einerseits kann versucht werden, die Risikofaktoren zu minimieren. In diesem Zusammenhang wird von einer risikozentrierten Strategie gesprochen. Andererseits kann jedoch auch versucht werden, die vorhandenen Ressourcen zu erhöhen (ressourcenzentrierte Strategie). Im Kapitel 9 wurde bereits eine Reflexion eigener resilienzfördernder Aspekte dargestellt. Im Folgenden werden entsprechende Fragen zur Reflexion resilienzfördernder Faktoren in Bezug auf das Team und die Leitung dargestellt (palliative ch 2010, S. 3).

11.2 Teamreflexion

Während im ersten Teil vom Team des Vorstands die Rede war, bildet die Zusammenarbeit mehrerer Koordinatoren bzw. auch die Zusammenarbeit von Koordinatoren mit Hospizbegleitern ein Team mit anderen Aufgaben und daher mit anderen Zielsetzungen. Die Perspektive des Koordinatorenteams und in Ansätzen des Teams der Hospizbegleiter wird im Folgenden eingenommen.

- Ist sich das Team im Klaren über seine gemeinsamen Werte und Haltungen?
- Setzt sich das Team für deren Vertretung und Umsetzung ein?
- Sind die Rollen im disziplinären und im interdisziplinären Team definiert und bekannt?
- Wie wird unsere Teamkultur entwickelt?
- Ist es erlaubt, auch einmal »schwach« zu sein?
- Werden die unterschiedlichen Mitglieder in ihrer Person wertgeschätzt?
- Findet eine fortlaufende Standortbestimmung statt?
- Tauschen wir uns gegenseitig über komplexe Situationen aus?
- Gibt es latente oder offene Konflikte in unserem Team? Wie gehen wir damit um?
- Wie kommuniziert das Team untereinander?
- Gibt es flexible Arbeitsmodelle und Angebote für »Auszeiten«?

Teamfördernde Strukturen werden häufig schon in den Teams der ambulanten Hospizdienste gelebt. Hierzu gehören Orte für den Austausch (informell und formell), eine Kulturentwicklung, die Organisation und Leitung sind festgelegt. Ebenso gehören hierzu Intervision, Praxisanalyse, Supervision, persönliches und/oder berufliches Coaching. Auch Rituale für die Verarbeitung von belastenden Situationen finden statt. Nicht zu verachten ist die Notwendigkeit der Förderung der Teamarbeit und der Evaluierung der Kommunikation und der Entwicklung von umsetzbaren Anpassungen (palliative ch 2010, S. 3).

In Bezug auf die Teamleitung werden an dieser Stelle die von palliative ch (2010, S. 4) aufgeführten Risikofaktoren sowie die protektiven Aspekte dargestellt. In Bezug auf die zugrundeliegende Veröffentlichung ist an dieser Stelle Bezug genommen worden auf eine hauptamtliche Führung. Aus diesem Grund dient die Darstellung nur einer Orientierung für die Analyse.

- Was heißt für mich Führung?
- Wie stellen sich die Chancen und Risiken meines Führungsstils dar?
- Welche Art von Management liegt mir nahe?
- Ist mein Stil für meine Aufgabe hilfreich?
- Wie evaluiere ich mich?
- Fühle ich mich respektiert in meiner Funktion?
- Anerkenne und wertschätze ich die vom (Koordinatoren-)Team geleistete Arbeit?
- Gehe ich auf die Stärken und Schwächen eines jeden Teammitgliedes ein?
- Habe ich einen kompetenten Umgang mit Defiziten, mit Problemen, mit Konflikten und Grenzen?
- Bin ich fähig, zu fördern und zu fordern?
- Beachte ich die Art und Weise der Kommunikation in den verschiedenen Gefässen?
- Bin ich bereit und fähig, im interdisziplinären Führungsteam eigenständig und verbunden zu sein?

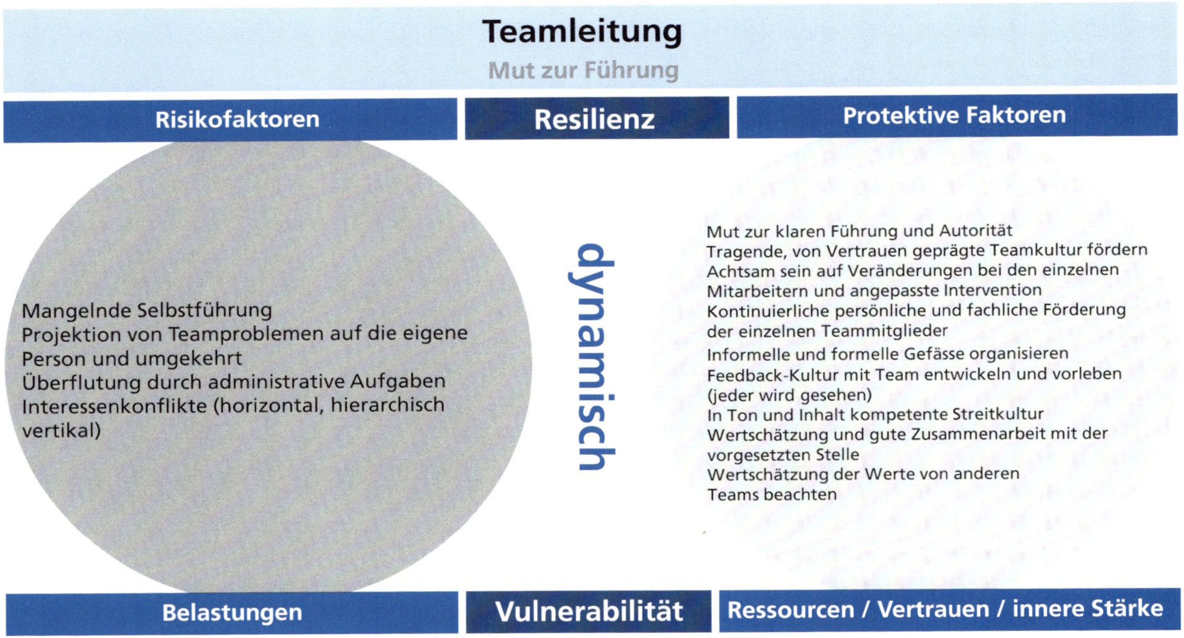

11 Resilienz

Teamleitung
Mut zur Führung

Resilienz

dynamisch

Protektive Faktoren

- Mut zur klaren Führung und Autorität
- Tragende, von Vertrauen geprägte Teamkultur fördern
- Achtsam sein auf Veränderungen bei den einzelnen Mitarbeitern und angepasste Intervention
- Kontinuierliche persönliche und fachliche Förderung der einzelnen Teammitglieder
- Informelle und formelle Gefässe organisieren
- Feedback-Kultur mit Team entwickeln und vorleben (jeder wird gesehen)
- In Ton und Inhalt kompetente Streitkultur
- Wertschätzung und gute Zusammenarbeit mit der vorgesetzten Stelle
- Wertschätzung der Werte von anderen Teams beachten

Ressourcen / Vertrauen / innere Stärke

Vulnerabilität

Risikofaktoren

- Mangelnde Selbstführung
- Projektion von Teamproblemen auf die eigene Person und umgekehrt
- Überflutung durch administrative Aufgaben
- Interessenkonflikte (horizontal, hierarchisch vertikal)

Belastungen

Abb. 6: Fragestellungen für die Reflexion der gelebten Führungskultur (palliative ch 2010, S. 3-4).

Resilienzfördernd wirkt hier ein bewusster eigener Führungsstil und Bereitschaft zur fortlaufenden Überprüfung und Entwicklung. Aber auch die Fähigkeit, mit verschiedenen Führungstypen umgehen zu können. Einen hohen Wert bedeutet es auch, eine ausgleichende Gerechtigkeit anzustreben, aber auch eigene Grenzen zu kennen und rechtzeitig Unterstützung zu holen (palliative ch 2010, S. 4).

Die Führung und Leitung einer ehrenamtlichen Gruppe von Hospizbegleitern durch die hauptamtliche Koordination ist eine Herausforderung für sich. Sie wird in diesem Band nicht explizit behandelt und ist zurecht Gegenstand von Weiterbildung (Kurse für Koordination und Führungskompetenz nach §39a SGB V Abs. 2).

12 Ökonomisierung, Qualifizierung, Professionalisierung – ein zweites Fazit

Nicht nur die Hospiz- und Palliativvereine entwickeln sich derzeit in einem sich dynamisch verändernden Umfeld auf dem Gesundheitsmarkt, auch die Akteure in den Nonprofit-Organisationen müssen sich anpassen und neue Rollen- und Aufgabenbereiche für sich und für die Teams entwickeln.

Eine wesentliche Grundlage für die hauptamtlich tätigen Hospizkoordinatoren ist sicher ihr eigener Anspruch an die Hospizarbeit und das damit einhergehende Versprechen, das Beste für die noch verbleibende Lebenszeit den Betroffenen und ihren An- und Zugehörigen zu geben.

»Das Beste ist das bewusste und abgestimmte Arrangement vieler kleiner Gesten und Zeichen. Es muss individuell über Beziehungen zwischen den Betroffenen und den sie umgebenden und betreuenden Menschen ermöglicht werden.« (Heller et al. 2013, S. 272)

Hauptamtliche Koordinatoren stehen vor der Aufgabe, die individuelle Situation der Betroffenen und ihrer An- und Zugehörigen genauso im Blickpunkt zu haben, wie die gesellschaftlichen Anforderungen an die Hospizbewegung mit all ihren derzeitigen Grenzerfahrungen.

Um in dem erfahrenen Spannungsfeld, das sich im ambulanten Hospizdienst des Weiteren auf die ehrenamtlichen Mitarbeitenden sowie den ehrenamtlichen Vorstand ausdehnt, nicht auszubrennen, bedarf es der Notwendigkeit zu lernen, wie mit den eigenen Kräften Maß gehalten werden und Selbstsorge betrieben werden kann. Einer Überforderung kann nur mit einer klaren Rollen- und Aufgabenklärung begegnet werden. Die Beziehungsarbeit im Team bedarf klarer Kommunikations- und Konfliktmanagementstrukturen.

Auch die Hospizkoordinatoren benötigen Wertschätzung in Bezug auf ihre Person sowie auf ihre Tätigkeit. Der Begriff bezieht sich nach Blümke (2011, S. 87-88) auf die Beziehungsqualität der mitmenschlichen Begegnung. Mit Bezug zur Rogers verdeutlicht Blümke die Wertschätzung als bedingungslose positive Betrachtung, als einen wertvollen Zugang im Miteinander im Haupt- und Ehrenamt. Wertschätzung hat ihre primäre Wurzel in der personalen Begegnung, in einem Bewusstsein der Gegenseitigkeit. Sie drückt sich aber auch in den Rahmenbedingungen eines ambulanten Hospizdienstes aus der Perspektive des Ehren- sowie des Hauptamtes aus.

Hohe Anforderungen und stetige Veränderungen an die berufliche Tätigkeit können zur Belastung werden, insbesondere, wenn sich im Rahmen der Veränderungen innere und äußere

Konflikte entwickeln und das Gefühl entsteht, von außen gelenkt zu werden. Sie können aber auch als Herausforderung gesehen werden, durch die eine Reflexion angestoßen wird und mit dem entsprechenden Handwerkszeug und dem Aufbau einer resilienten Persönlichkeit ein inneres Wachstum gefördert werden kann.

Will man also die viel zitierte hospizliche Haltung weiter pflegen, kommt man nicht daran vorbei, an der eigenen Wirksamkeit zu feilen, sich im eigentlichen Sinne des Wortes »professionalisieren«, also sich für seine Tätigkeit – egal ob hauptamtlich oder im Ehrenamt – entsprechendes Rüstzeug zu besorgen und dieses stetig zu verbessern.

Dies ist Professionalisierung im eigentlichen Sinne des Wortes und nicht zu verwechseln mit der Verberuflichung eines Tätigkeitsfelds, das seine Wurzeln im Ehrenamt hat.

Dabei gehört es auch zu einer guten Professionalisierung, die ökonomischen Aspekte dieser Tätigkeit nicht aus dem Auge zu verlieren. Sind sie doch oftmals die Grundlage für den weiteren Ausbau einer Versorgungsform, die schon lange an den Grenzen der Möglichkeiten der Spendenfinanzierung angekommen ist.

Es ist nicht verwerflich, wenn jemand aus einer Berufung seinen Beruf macht - eine Entwicklung, die wir in vielen Berufszweigen erleben konnten. Ebensowenig ist es jemandem zu verdenken, wenn er mit dieser beruflichen Tätigkeit dann seinen Lebensunterhalt bestreiten möchte.

Bedenklich ist es allerdings, wenn man aus falsch verstandener Ideologie heraus ausblendet, dass das Gesundheitssystem einer der größten Märkte in der Wirtschaft unseres Landes ist und dieser Markt Gesetzmäßigkeiten folgt, die es zu beachten und zu nutzen gilt. Allein die Tatsache, dass Hospizbewegung und Palliativversorgung vieles »um der Menschen willen« zu tun gedenken, entbindet nicht von der Pflicht, sich den Realitäten zu stellen und mit ihnen umzugehen. In diesem Sinne gilt es daher auch, die eigene »ökonomische Wirksamkeit« in diesem Bereich zu »professionalisieren«, indem man das Paradigma der Multiprofessionalität, das Hospizbewegung und Palliativversorgung kultivieren möchten, noch einmal neu denkt und überlegt, ob wirklich alle Professionen, die für diese komplexe Aufgabe – Begleitung und Versorgung schwerstkranker und sterbender Menschen wie ihrer Angehörigen – notwendig sind, gleichberechtigt und mit je eigener Professionalität ausgestattet ihren Beitrag zu dieser gesamtgesellschaftlichen Aufgabe leisten (dürfen). Die ganzheitliche Betrachtungsweise des Menschen, der sich die Hospizversorgung verpflichtet sieht, bedeutet nicht, dass einer alles tun muss und schon gar nicht, dass einer allein alles können muss. Was allerdings alle können müssen, ist: auf den je anderen achten und seinen Beitrag wertschätzen.

Abkürzungsverzeichnis

AAPV	Allgemeine ambulante Palliativversorgung
DHPV	Deutscher Hospiz und Palliativverband
HPG	Hospiz- und Palliativgesetz
SGB	Sozialgesetzbuch
BGBl.	Bundesgesetzblatt
GKV-WSG	Gesetz zur Stärkung des Wettbewerbs in der gesetzlichen Krankenversicherung (GKV-Wettbewerbsstärkungsgesetz)
SAPV	Spezialisierte ambulante Palliativversorgung
QM	Qualitätsmanagement

Literatur

Antons K (2011) Praxis der Gruppendynamik – Übungen und Techniken. Göttingen: Hogrefe. 9. Auflage.
Arendt H (1993) Macht und Gewalt. München und Zürich: Piper Verlag. 8. Auflage.
Berger P, Luckmann T (1986) Die gesellschaftliche Konstruktion der Wirklichkeit - Eine Theorie der Wissenssoziologie. Frankfurt a. M.: Fischer.
Berger PL (1998) Erlösendes Lachen - Das Komische in der menschlichen Erfahrung. Berlin: De Gruyter.
Blümke D (2011) Unsere Arbeit kann sich sehen lassen: Wertschätzung und gleiche Augenhöhe. In: Bödiger ML, Graf G, Schmidbauer H (Hrsg.) (2011) Hospiz ist Haltung. Kursbuch Ehrenamt. Ludwigsburg: der hospiz verlag. S. 81-86.
Brandtstädter J (2011) Positive Entwicklung. Zur Psychologie gelingender Lebensführung. Heidelberg: Spektrum Akademischer Verlag.
BMFSFJ (Bundesministerium für Familie, Senioren, Frauen und Jugend) (Hrsg.) (2015) Kooperation von Haupt- und Ehrenamtlichen als Gestaltungsaufgabe. Ein Leitfaden für die Praxis. Auf Grundlage der Ergebnisse der Studie »Kooperation von Haupt- und Ehrenamtlichen in Pflege,

Literatur

Sport und Kultur«. Bundesministerium für Familie, Senioren, Frauen und Jugend. Referat Öffentlichkeitsarbeit: Berlin. www.bmfsfj.de/blob/94176/11267bd21daff5b30dd44dcf967cd280/kooperation-von-haupt-und-ehrenamtlichen-als-gestaltungsaufgabe-leitfaden-data.pdf, Zugriff am 27.5.2017

Bundesministerium für Gesundheit (2016) Gesetz zur Verbesserung der Hospiz- und Palliativversorgung in Deutschland (Hospiz- und Palliativgesetz – HPG) www.bmg.bund.de/themen/krankenversicherung/hospiz-und-palliativversorgung/hpg.html, Zugriff 20.7.2016

Deutsche Gesellschaft für Supervision (2011) Supervision und Coaching - Praktische Hinweise für den Einsatz. Köln. 3. Auflage. www.dgsv.de/wp-content/uploads/2011/06/sv_u_coaching.pdf, Zugriff am 27.5.2017

Deutsche Gesellschaft für Supervision (2008) Der Nutzen von Supervision. Verzeichnis von Evaluationen und wissenschaftlichen Arbeiten. Kassel: kassel university press. www.dgsv.de/dokument/der-nutzen-von-supervision, Zugriff am 27.12.2016

DHPV (Hrsg.) (2016) Zahlen und Fakten www.dhpv.de/service_zahlen-fakten.html, Zugriff am 7.5.2017

DHPV (Hrsg.) (2012) Ambulante Hospizdienste. Orientierungshilfe für Vorstände sowie Mitarbeiterinnen und Mitarbeiter, www.dhpv.de/tl_files/public/Service/Broschueren/2012-09-21_Handreichung_AHDKoordination.pdf, Zugriff am 7.5.2017

Eckert JC (2000) Dienen statt Herrschen - Unternehmenskultur am Beispiel von BMW und Benediktinische Spiritualität: Begegnungen, Herausforderungen, Anregungen. Stuttgart: Schäffer-Poeschel Verlag.

Fengler J (1998) Feedback geben. Strategien und Übungen. Weinheim und Basel: Beltz.

Fink M (2012) Von der Initiative zur Institution - Die Hospizbewegung zwischen lebendiger Begegnung und standardisierter Dienstleistung. Ludwigsburg: der hospiz verlag.

Gerhold D (2005) Das Kommunikationsmodell der Transaktionsanalyse. Ein Übungs- und Materialbuch zum Kommunikationstraining für Trainer, Lehrer und Gruppenleiter. Paderborn: Jungfermann.

Goossensen A, Somsen J, Scott R, Pelttari L (2016) Defining volunteering in hospice and palliative care in Europe: an EAPC White Paper. In: European Journal of Palliative Care 23(4): 184-191.

Grom B (2016) Große Frauen und was sie bewegten. Regensburg: topos premium.

Gronemeyer R (2004) Palliative Care in Europa. In: Bundesarbeitsgemeinschaft Hospiz e.V. (Hrsg.) Helfen am Ende des Lebens. Hospizarbeit und Palliative Care in Europa. Schriftenreihe Band VII. Wuppertal: der hospiz verlag.

Gronemeyer R, Heller A (2007) Ein Zwischenruf. In: Heller A, Heimerl K, Husebø S (Hrsg.) Wenn nichts mehr zu machen ist, ist noch viel zu tun. Freiburg im Breisgau: Lambertus Verlag, 2. Auflage.

Heller A, Pleschberger S, Fink M, Gronemeyer R (Hrsg.) (2013) Die Geschichte der Hospizbewegung in Deutschland. Ludwigsburg: der hospiz verlag. 2. überarbeitete Auflage.

Heller A (2007) Die Einmaligkeit von Menschen verstehen und bis zuletzt bedienen. Palliative Versorgung und ihre Prinzipien. In: Heller A, Heimerl K, Husebø S (Hrsg.) Wenn nichts mehr zu machen ist, ist noch viel zu tun. Freiburg im Breisgau: Lambertus Verlag, 2. Auflage.

Helmig B, Boenigk S (2012) Nonprofit Management. München: Verlag Franz Vahlen.

Knipping C (2007) Lehrbuch Palliative Care. Bern: Hans Huber Verlag.

Lambert W (2006) Die Kunst der Kommunikation - Entdeckungen mit Ignatius von Loyola. Freiburg i. Br.: Herder.

Lay R (1996) Ethik für Manager. Düsseldorf: econ Verlag.

McAllister M, Lowe JB (2013) Resilienz und Resilienzförderung bei Pflegenden. Bern: Verlag Hans Huber.

Mertes K (2009) Widerspruch aus Loyalität - Ignatianische Impulse. Würzburg: echter Verlag.

Muster-Wäbs H, Pillmann-Wesche R (2009) Gruppen und Team leiten und anleiten. Brake: Prodos-Verlag. 2. Auflage.

von Nell-Breuning O (1985) Gerechtigkeit und Freiheit - Grundzüge katholischer Soziallehre. Wien: Olzog-Verlag.

Neuberger O (2002) Führen und führen lassen. Stuttgart: Lucius und Lucius. 6. Auflage.

Literatur

Nitschke P (2016) Lebensbereiche balancieren. Bonn: managerSeminare Verlags GmbH.

Notter NH, Ruf W, Schönleben K (2014) Arbeitsrecht in Frage und Antwort. München: Beck Verlag. 3. Auflage.

Notter N (2017) Mediation; www.nikolaus-notter-mediation.de

Palliative ch (2010) BIGORIO 2010 »Caring for the Carers«. Konsens zur »best practice« für Palliative Care in der Schweiz – Expertengruppe von »palliative ch«. https://www.palliative.ch/fileadmin/user_upload/palliative/.../Bigorio_2010_DE.pdf, Zugriff am 2. März 2017

Pekdemir N (2014) Mitarbeitergespräch und Personalentwicklung. Theoretische Grundlagen und Beispiele aus der Praxis. Hamburg: Diplomica Verlag.

Pius XI (1931) Sozialenzyklika Quadragesimo Anno www.uibk.ac.at/theol/leseraum/texte/319.html#ch35, Zugriff am 27. Dezember 2016

Poser M, Schneider K (2005) Leiten Lehren und Beraten. Bern: Verlag Hans Huber.

Rahmenvereinbarung nach § 39a Abs. 2 Satz 7 SGB V zu den Voraussetzungen der Förderung sowie zu Inhalt, Qualität und Umfang der ambulanten Hospizarbeit vom 03.09.2002, i. d. F. vom 14.03.2016

Raß R (2016) Gestalten statt Verwalten. Hospizvereine verantwortlich führen. Bonn: Pallia Med Verlag. 2. Auflage.

Rösch E (2016) Hospiz- und Palliativversorgungsnetzwerke gestalten. Ein Leitfaden. Stuttgart: Kohlhammer.

Rösch E, Alsheimer M, Kittelberger F (2017) PallExcellence©. Der Nachweis von Hospizkultur und Palliativkompetenz in stationären Einrichtungen. Stuttgart: Kohlhammer.

von Rosenstiel L (1999) Mitunternehmertum - Unterstützung durch unternehmerische Kulturgestaltung. In: Wunderer R (Hrsg.) Mitarbeiter als Mitunternehmer. Grundlagen, Förderinstrumente, Praxisbeispiele. Neuwied: Luchterhand. S. 108-116.

Säger D (2012) Bezahlt um zu entscheiden. Besser unbeliebt führen als unentschlossen leiten. München: Redline Verlag. 3. Auflage.

Schmidt R (2005) Immer richtig miteinander reden. Transaktionsanalyse in Beruf und Alltag. Paderborn: Jungfermann.

Schneider M, Wastian M (2016) Projektverläufe: Herausforderungen und Ansatzpunkte für die Prozessgestaltung. In: Wastian M, Braumandl I, von Rosenstiel L (Hrsg.) Angewandte Psychologie für das Projektmanagement. Ein Praxisbuch für die erfolgreiche Projektleitung. Heidelberg: Springer. 3. Auflage. S. 21-40.

Schweinsberg K (2014) Anständig führen. Acht Erfolgstugenden in Zeiten der Ungewissheit. Freiburg: Herder.

Seibel W (1994) Funktionaler Dilettantismus: Erfolgreich scheiternde Organisationen im »Dritten Sektor« zwischen Markt und Staat. Baden-Baden: Nomos. 2. Auflage.

Sprenger KR (1995) Das Prinzip Selbstverantwortung - Wege zur Motivation. Frankfurt/New York: Campus. 2. Auflage.

Stöwe C, Keromosemito L (2004) Führen ohne Hierarchie. Wie Sie ohne Vorgesetztenfunktion Teams motivieren, kritische Gespräche führen, Konflikte lösen. Wiesbaden: Gabler.

Student J-C (1999) Das Hospiz-Buch. Freiburg im Breisgau: Lambertus Verlag. 4. Auflage.

Student J-C, Napiwotzky A (2011) Palliative Care. Wahrnehmen - verstehen -schützen. Stuttgart: Thieme. 2. Auflage.

Thöns M (2016) Patient ohne Verfügung: Das Geschäft mit dem Lebensende. München: Piper Verlag.

Trybek E (2013) Gesundheitsfaktor Resilienz. Ressourcenorientierte Lebensgestaltung. In: Qualitas Heft 3. Graz: Schaffler Verlag. S. 38-41.

Wastian M, Braumandl I, von Rosenstiel L (2016) Angewandte Psychologie für das Projektmanagement. Ein Praxisbuch für die erfolgreiche Projektleitung. Heidelberg: Springer. 3. Auflage.

Wiedemann H (1991) Mitarbeiter richtig führen. Motivation - Partizipation - Kommunikation. Ludwigshafen: Kiehl Verlag. 3. Auflage.

Wingchen J (2014) Kommunikation und Gesprächsführung für Pflegeberufe. Hannover: Schlütersche Verlagsgesellschaft.

Wunderer R (2011) Führung und Zusammenarbeit - Eine unternehmerische Führungslehre. Köln: Luchterhand. 9. Auflage.

Nachwort

Nicht nur die vielleicht versehentliche Änderung des »Sie« hin zum »sie«, insbesondere die Entwicklungen in Deutschland verlangen den ehren- und hauptamtlichen Mitarbeitern eine Weitung ihres Blicks hin zum gesellschaftlichen Auftrag ab. Auf Nachfrage des Herausgebers bestätigt zu bekommen, dass dies auch im Sinne der Gründerin des St. Christopher's Hospice in London, Dame Cicely Saunders, war, mag dazu ermutigen, diese Herausforderung anzunehmen: »so far as we are aware, Dame Cicely was referring to the collective you, as opposed to the individual you« (Digital Communications & Marketing Lead, St. Christopher's Hospice, London, 31.5.2017).

ANHANG

Anhang 1: Zukunfts- oder Transitions-Workshop

Ziel:	Zusammenwachsen und -arbeit von AAPV und SAPV als Gesamtteam reflektieren und bestimmen
Zeit:	2- 3 Stunden
Zielgruppe:	Alle Hauptamtlichen und Vorstand (evtl. Vertreter der Ehrenamtlichen)
Methode:	Galeriearbeit, punkten, präsentieren, diskutieren

1. Wo kommen wir her (back to the roots)?
   – Was lief bisher gut?
   – Was sollen wir beibehalten/pflegen?
   – Wo sind wir stark?

Spezifische Themen: Mikro-Organisation, Koordination, Kooperation, Kommunikation, Führung, Delegation, »Kunden«, Ehrenamtliche, GF, Vorstand
2. Wo stehen wir (lessons learned)?
   - Befürchtungen und Herausforderungen?
   - Was lief / läuft noch nicht rund?
   - Was würde meine / unsere Arbeit behindern oder stören?
   - Wovon müssen wir uns verabschieden?
3. Wo wollen wir hin (road-map)?
   - Tipps, Empfehlungen, Ideal, Vereinbarungen für das Gesamtmiteinander?
   - Welche (neuen) Werte sind für den Erfolg im Verhalten, in der Miniorganisation notwendig? Was müssen wir neu entwickeln?
   - Was soll konkret im Miteinander von allen beachtet werden?
4. Diskussion, Verständnisfragen, Präzisierung, Schwerpunkte bilden (punkten), Prioritäten setzen
5. Gemeinsam »Maßnahmen« bzw. Vorsätze praktisch definieren:

Themen	Maßnahmen	Zeitraum	Verantwortlich

Anhang 2: DNA-Teamstruktur

Das Ganze ist mehr als die Summe seiner Teile! Überprüfen Sie Ihre Team-DNA.

Bitte vergeben Sie für jeden der 24 Items jeweils einen Punkt zwischen 1 und 4!

1 = trifft nicht zu
2 = trifft teilweise zu
3 = trifft eher zu
4 = trifft voll zu

ANHANG

1a	Bei uns geht's fair und gerecht zu	1b	Wir stehen im Wettbewerb um die besten Ideen und Verfahren
2a	Nachhaltigkeit und Gründlichkeit haben Vorrang	2b	Wir treffen Entscheidungen schnell und zielführend
3a	Ordnung ist das halbe Leben	3b	Kreatives Chaos bringt uns voran
4a	Regeln werden von allen eingehalten	4b	Die Ausnahme von der Regel wird von allen akzeptiert
5a	„Was Chef/in sagt, gilt!"	5b	Es kommt drauf an, *was* eine/r sagt, nicht *wer* es sagt
6a	Selbstkontrolle und Diskretion gehören zu unserem Stil	6b	Du kannst sagen, was Dich bewegt und was Du denkst
7a	Never change a winning team	7b	Sei flexibel und pragmatisch
8a	„Ich bin der Teil eines größeren Ganzen"	8b	„Ich weiß, was ich kann und was ich will."
9a	Professionelle Distanz	9b	Menschlichkeit / Verständnis
10a	Bewährtes bewahren (Tradition / Erfahrung)	10b	Jeder Tag bringt Neues hervor (Innovation / Zukunft)
11a	Einer für alle, alle für einen (Verantwortung)	11b	Jeder tut, was und wie er will (Freiheit)
12a	Wir sind gut / erfolgreich	12b	Wir optimieren uns ständig

Gesamtsumme:

Justierungen können auf einem Zusatzblatt und/oder in einem Gespräch erfolgen:

Die Ergebnisse werden in einem Gespräch mit dem Team »evaluiert«. Die einzelnen Bögen werden anonymisiert ausge-

wertet. Die Führungskraft bzw. der erste Vorsitzende kann gesondert betrachtet werden.
Wichtig: Verdeutlichen Sie auch die verteilten Häufigkeiten.
1. Auswertung:
   * 65 – 96 Punkte: starke Struktur/Dynamik
   * 33 – 64 Punkte: mittlere Struktur/Dynamik
   * 24 – 32 Punkte: schwache Struktur/Dynamik
2. Stellen Sie die drei höchsten Auswertungen fest, unabhängig davon, ob sie rechts oder links stehen. Das sind besondere Stärken des Teams.
3. Stellen Sie die drei geringsten Auswertungen fest. Das birgt Entwicklungspotential.
4. Identifizieren Sie die drei größten Ungleichgewichte zwischen einander zugeordneten Items (Bsp.: 3a – 3b). Gründe können über Rahmenbedingungen, Situationen und Themen im anschließenden Teamgespräch erfragt und geklärt werden.

Die Team-DNA ist ein heuristisches Instrument. Sie legt Strukturen und Dynamiken im Team offen und präzisiert sie näher. Ihre Stärke liegt im Gespräch darüber.

Fragen zum Gespräch:
1. Hätten Sie das so erwartet?
2. Was hat Sie überrascht?
3. Erscheint Ihnen das Ergebnis plausibel?
4. Wo haben Sie persönlich signifikante Abweichungen vom Gesamtergebnis?
5. Welche Erklärung haben Sie für Item-Ausprägung xy?
6. Wäre das Ergebnis vor x Jahren auch so ausgefallen?
7. Welche Themen sollen wir näher bearbeiten?
8. Was wollen wir für die Zukunft gemeinsam vereinbaren?

Anhang 3: Dialogkriterien im Vergleich

POSITIV	NEGATIV
Dialogbereitschaft	Dialogverweigerung
Rationalität	Irrationalität
Objektivität	Subjektive Optik
Wahrheitsbekenntnis	Wahrheitsverleugnung
Einsichtsfähigkeit	Einsichtsverweigerung
Selbstkritik	Reflexionsabwehr
Authentizität	Maskierung, Unecht sein
Motiv-Transparenz	Motiv-Obskuranz
Offenheit	Verschweigen, Zudecken

POSITIV	NEGATIV
Präzision, Klarheit, Fairness	Taktieren, Täuschen, Tarnen
Zuhören, fragen, erörtern, klären	Monologisieren, belehren, interpretieren, ironisieren
Geistige Flexibilität	Dogmatismus
Konfrontation, kontrollierte Offensive	Destruktive Aggression und Reaktion
Affektdisziplin, Emotionsbekenntnis	Agieren von Affekten und Impulsen
Kompromissbereitschaft	Kompromissverweigerung
Investition: Zeit, Geduld, Aufmerksamkeit, Rücksicht	Mangelndes Wahrnehmen, Einseitiges Verfolgen von Interessen
Wertorientierung	Profitorientierung

(nach von Knobloch-Droste, unveröffentlicht)

Anhang 4: Entwicklung der Hospiz- und Palliativversorgung in Deutschland

Die Hospizarbeit selbst entwickelte sich als Bottom-Up-Weg:
Eine (Bürger-)Bewegung, die weitgehend abseits staatlicher und institutioneller Verankerung entstanden ist, erfolgte die Entwicklung der Hospiz- und Palliative Care Strukturen überwiegend durch administrative, entweder aus dem Gesundheitswesen heraus, oder durch staatliche Planung (Gronemeyer 2004, S. 30).

Die Ehrenamtlichen werden auch häufig bezeichnet unter dem Begriff »Freiwillige« als Sammelbegriff für eine Gruppe von Menschen, die sich unentgeltlich für die Gesellschaft engagieren. Der Begriff grenzt sich von anderen Ehrenämtern (z. B. Vereinsvorsitzende) besser ab. In der Hospiz- und Palliativarbeit in Deutschland ist der Begriff der ehrenamtlichen Hospizbegleiterin/Palliativbegleiterin oder des Hospizbegleiters/Palliativbegleiters gebräuchlicher. Vermehrt wird vom Begriff der Hospizhelferin oder Hospizhelfers abgerückt. Besondere Merkmale in der Begleitung durch Ehrenamtliche ist eine gleichwertige Beziehung zu Menschen, die charakterisiert ist durch Empathie und Zuwendung (Knipping 2007, S. 91).

Ihr gegenüber verläuft eine sogenannte »Top-Down«-Bewegung, die reguliert wird durch die Gesetzgebung und sich als Palliative Versorgung etabliert. Beide Versorgungsstrukturen haben den Ansatz der bestmöglichen Begleitung und Versorgung von Menschen im Sterbeprozess, deren Angehörigen und Zugehörigen zu gewährleisten. Beide Bereiche befinden sich im Lernprozess der gemeinsamen Zielsetzung, aber gleichwohl mit unterschiedlichen Vorgehensweisen.

Betrachtet man die Entwicklung in einem kurzen zeitlichen Abriss, so sind die immer schneller werdenden Zeitschritte und auch gesetzlichen Einschnitte deutlich erkennbar (vgl. Student und Napiwotzky 2011, S. 12 f):

Das erste stationäre Hospiz öffnete 1986 in Aachen seine Pforten (Hospiz »Haus Hörn«) mit einer Belegungsgröße von 50 Betten.

Im September 1986 wurde das Hospiz in Recklinghausen (Hospiz zum Heiligen Franziskus) eröffnet, eine 9-Betten-Einheit für sterbenskranke Menschen, die zum Modell der zukünftigen deutschen stationären Hospize wurde.

Nach der Möglichkeit einer Finanzierung nach dem Konzept »ausgelagerter Häuslichkeit« gemäß § 37 Abs. 1 SGB V nahm die Zahl der Hospize in den 1990er Jahren in Deutschland rasch zu.

Am 4. November 1996 wurde die »Freiburger Erklärung zur Häuslichen Krankenpflege« (Student und Klie 1996) verabschiedet als Reaktion auf die umstrittene Stornierung des Konzeptes

»ausgelagerter Häuslichkeit« durch den damaligen Bundesgesundheitsminister.

1997 entstand der § 39a SGB V, der 1999 zum Abschluss einer Rahmenvereinbarung zwischen Krankenkassen und Hospizträgern (gem. § 39a Satz 4 SGB V) führte.

2001 folgten Erweiterungen des § 39a SGB V hinsichtlich der Förderungsmöglichkeiten der Ambulanten Hospizdienste, die zumindest eine Basisförderung möglich machten.

Das Gesetz zur Stärkung des Wettbewerbs in der gesetzlichen Krankenversicherung (GKV-WSG) v. 26.3.2007 hat als Kernpunkt die Berücksichtigung der besonderen Belange der Versorgung in den ambulanten und stationären Kinderhospizen. In Abs. 1 Satz 7 bis 9 wurden hinsichtlich der zwischen den Krankenkassen und den Hospizen abzuschließenden Verträge Regelungen für ein Schiedsverfahren eingefügt.

Art. 15 Nr. 3 des Gesetzes zur Änderung arzneimittelrechtlicher und anderer Vorschriften v. 17.7.2009 (BGBl. I S. 1990) hat die Norm vor dem Hintergrund der Finanzierung der stationären und ambulanten Hospizleistungen geändert. U.a. ist die Höhe des Zuschusses nunmehr nicht mehr in der Satzung der Krankenkasse festzulegen. Ebenso wurden Regelungen getroffen, die im Einklang mit dem Krankenhausfinanzierungsreformgesetz und der dort behandelten spezialisierten ambulanten Palliativversorgung (SAPV) stehen.

Mit der Regelung in § 39a SGB V wurde die Grundlage dafür geschaffen, dem sterbenden Menschen und seinen Angehörigen in der letzten Phase des Lebens ein möglichst würdevolles Leben zu gewährleisten. Ab 1.1.2002 sind nach Maßgabe des Abs. 2 neben stationären auch ambulante Hospizleistungen förderungsfähig. Damit wird eine Mitfinanzierung der qualifizierten ehrenamtlichen Sterbebegleitung im Rahmen ambulanter Hospizdienste durch die Krankenkassen eingeführt. Mit dieser

Regelung werden die Behandlungs- und Pflegeleistungen der gesetzlichen Krankenversicherung mit ihren Bestandteilen der vertragsärztlichen Versorgung und häuslichen Krankenpflege um einen nichtmedizinischen Aspekt ergänzt.

Es werden in den Jahren 2002 bis 2015 vermehrt Gesetzesänderungen und Richtlinienanpassungen für die Versorgung von Schwerstkranken und Sterbenden erlassen. So entwickelt sich die Sozialgesetzgebung im Bereich der Pflegeversicherung weiter, es erfolgen Änderungen im Bereich der ambulanten spezialisierten Palliativversorgung (§ 37b SGB V und § 132d SGB V) und die entsprechende Anpassung der Richtlinien zur Verordnung von SAPV (erl. 20.12.2007 letzte Änderung 2010).

Eine der neusten und umfassendsten Änderungen ist die Verabschiedung des Gesetzes zur Verbesserung der Hospiz- und Palliativversorgung in Deutschland (Hospiz- und Palliativgesetz – HPG) im Dezember 2015. Der Gesetzgeber möchte mit dieser Gesetzgebung die Hospiz- und Palliativversorgung in Deutschland verbessern.

Anhang 5: Aufgaben von Vorstand, Koordination und Verwaltung im Hospizverein

In den über Jahren, teils über Jahrzehnte gewachsenen Strukturen ambulanter Hospizdienste hat sich die Aufgabenverteilung innerhalb eines Vorstands, aber auch zwischen Vorstand und Koordination, und wenn vorhanden Verwaltung, unterschiedlich und individuell entwickelt. Für Koordinatoren gibt es Stellenbeschreibungen, die konform sein müssen mit dem vom Gesetzgeber formulierten und von Kostenträgern finanziell geförderten Aufgabenfeldern. Daraus darf abgeleitet werden, dass gewisse, zur Leitung eines Hospizdienstes erforderliche Aufgaben nicht im Handlungsfeld von Koordinatoren liegen, zumindest nicht *hauptverantwortlich* im Sinne eines gesamtplanerischen und gesamtverantwortlichen Handelns. Allerdings haben Koordinatoren in Leitungsaufgaben durchaus eine mitwirkende Rolle (z. B. in beratender Form wie z. B. bei Darstellung der Angebote des Hospizdienstes im Flyer oder ausführende wie z. B. ein Vortrag im Rahmen der Öffentlichkeitsarbeit). Wie Leitungsaufgaben innerhalb der Leitungsebene verteilt werden ist sehr unterschiedlich und muss individuell, weil abhängig von den vorhandenen Menschen, ihren Fähigkeiten, fachlichen Schwerpunkten und zeitlichen Möglichkeiten, geklärt werden. Vereinzelt erklärt sich die Zuordnung von selbst, wie z. B. die Bindung des Aufgabenbereichs »Finanzen und Mittelbeschaffung« an den/die Schatzmeister/in oder »Vertretung nach außen« als vorwiegende Aufgabe eines/r ersten Vorsitzenden. Die folgende Aufgabenbeschreibung dient als Arbeitshilfe, entweder zur Klärung der Aufgabenverteilung innerhalb des Vorstands und / oder zur Klärung, für welche Aufgaben weitere Ehrenamtliche gezielt gesucht werden, Arbeitskreise oder ein Beirat eingerichtet werden. Ebenso sind damit Überlegungen verbunden, in welchen Teilaspekten welche Partei eine *mitwirkende* – beratende, (passiv) teilnehmende, (aktiv) mitarbeitende – Funktion hat.

Eine Darstellung der Aufgaben der Koordinatoren dient der Abgrenzung. Die juristische Grundlage der Aufgaben von Koordinatoren ist die Rahmenvereinbarung nach §39a SGB V Absatz 2, konkret Absatz 3 des §2 zu Inhalt und Umfang ambulanter Hospizarbeit. Deshalb lohnt sich ein Blick in den Text. Dort heißt es:

»(3) Der Fachkraft obliegen insbesondere folgende Aufgaben:
- Koordination der Aktivitäten des ambulanten Hospizdienstes (Patientenerstbesuch, Einsatzplanung/Einsatzsteuerung der Ehrenamtlichen),
- Gewinnung Ehrenamtlicher,
- Herstellung des Kontaktes zwischen den sterbenden Menschen und den Ehrenamtlichen,

- Begleitung der Ehrenamtlichen (Praxisbegleitung zur Unterstützung ehrenamtlich tätiger Personen),
- Gewährleistung von Supervision für die Ehrenamtlichen,
- Gewährleistung der Schulung/Qualifizierung der Ehrenamtlichen,
- Sicherstellung der ständigen Erreichbarkeit des ambulanten Hospizdienstes, auch unter Einbindung der Ehrenamtlichen.

Darüber hinaus obliegen der Fachkraft die
- palliativ-pflegerische und psychosoziale Beratung von sterbenden Menschen und deren Angehörigen,
- Qualitätssicherung in der Patientenbegleitung,
- Zusammenarbeit in den übrigen vernetzten Strukturen (insbesondere mit der palliativ-medizinischen Ärztin, dem palliativ-medizinischen Arzt bzw. palliativ-pflegerischen Pflegedienst).«
(Rahmenvereinbarung 2016, S. 5).

Weiter heißt es im Absatz 1 des §5 (Inhalt, Dauer und Verfahren der Förderung) dieser Rahmenvereinbarung:
»Die Förderung erfolgt als Zuschuss zu den Personalkosten der Fachkräfte
a) für die palliativ-pflegerische Beratung
b) für die Gewinnung, Schulung, Koordination und Unterstützung der Ehrenamtlichen
sowie zu den Sachkosten.« (Rahmenvereinbarung 2016, S. 8). Damit ist eine Hauptverantwortlichkeit von Koordinatoren für Bereiche wie z. B. Öffentlichkeitsarbeit als Ganzes, Finanzen und Mittelbeschaffung, Verwaltung sowie die Sorge um Rahmenbedingungen und Infrastruktur nicht gegeben bzw. nicht primäres Förderziel. Nicht selten enthalten Stellen- bzw. Tätigkeitsbeschreibungen von Koordinatoren Aufgaben, die von ihrem ge-

setzlichen Grundauftrag weit entfernt sowie im Stellenumfang auch kaum realisierbar sind. Auch veröffentlichte Stellenbeschreibungen älteren Datums bleiben hier ungenau und bedürfen einer Überarbeitung.

Anhang 5: Aufgaben von Vorstand, Koordination und Verwaltung

Legende:
▨ : hauptverantwortlich
▯ : mitwirkend

	Vorstand	Koordination	Verwaltung
Finanzen und Mittelbeschaffung			
1. Verwaltung der Finanzen			
• Verantwortung für Verwaltung und Verwendung der Mitgliedsbeiträge und anderen Einnahmen			
• Ermittlung des Finanzbedarfs (auch als Grundlage für Fundraising-Pläne)			
• Bericht an Vorstand und Mitgliederversammlung			
• Haushaltsplan, Jahresrechnung, Stellenplan			
• Organisation der Rechnungsprüfung			
• Investitionsplan und Liquidität			
• Finanz- und Anlagenbuchhaltung			
• Förderanträge (z. B. §39a SGB V Abs. 2)		▯	
• Kontrolle und Abwicklung von Zahlungsverkehr			

197

ANHANG

	Vorstand	Koordination	Verwaltung

- Beratung des Vorstands in Finanzfragen
- Abstimmung mit Steuerberater

2. Fundraising

- Konzept der ziel- und bedarfsorientierten Mittelgenerierung (Erschließung von Fördermöglichkeiten wie Spenden, Sponsoren, Stiftungen, Bußgelder, Zuschüssen etc.) mit u. a. Ziel- und Maßnahmenplanung bis hin zur Spenderpflege
- Stiftungsanträge (für Projekte, …)
- Projektplanung bis hin zu Maßnahmen der Umsetzung

Personal

1. Hauptamt

- Personalplanung (Bedarfsermittlung für Koordination, Gewinnung, Vertragsverhandlung und -gestaltung, Einstellung, Einarbeitung)

Anhang 5: Aufgaben von Vorstand, Koordination und Verwaltung

	Vorstand	Koordination	Verwaltung

- Personalführung (Mitarbeitergespräche, Urlaubsplanung, Fortbildung, Gehaltsanpassung, Vertretungsregelung, Überstundenkontrolle, Personalpflege sowie Begleitung und Motivation der Mitarbeiter, Entlastungsangebote wie z. B. Supervision)

2. Ehrenamt - patientennah

- Personalplanung (Bedarfsermittlung für ehrenamtliche Hospizbegleitung, Gewinnung mit Infoabend und Presse, Sicherstellung und Konzeption sowie ggf. Mitwirkung in der Schulung, Reflexion und Evaluation, Helfervereinbarung und Integration in die Hospizgruppe)
- Personalpflege (Sicherstellung und Konzeption von Fort- und Weiterbildung, Supervision, andere Maßnahmen zur Begleitung und Motivation der Begleiter)

3. Ehrenamt - patientenfern

- Personalplanung (Bedarfsermittlung zur Gewährleistung der Erfüllung aller Aufgaben mit oder ohne Funktion in Vorstand, ggf. Einrichtung eines Beirats, Aufgabenprofile, Gewinnung, Einarbeitung, Integration in die Arbeits- und Kommunikationsabläufe des Hospizdienstes)

199

ANHANG

	Vorstand	Koordination	Verwaltung
♦ Personalpflege (ggf. Organisation von Fort- und Weiterbildung, andere Maßnahmen zur Integration, Begleitung und Motivation der Ehrenamtlichen)			
Vereinsbezogene Aktivitäten und Vereinsführung			
1. Mitgliederversammlung (Einladung, Organisation, Durchführung inkl. Berichterstattung, Protokollierung, Nachbereitung)		—	
2. Vorstandssitzungen (Einladung, Organisation, Durchführung, Protokollierung, Nachbereitung)		—	
3. Klausur- und Zukunftstagungen nach Bedarf (Einladung, Organisation, Durchführung, Protokollierung, Nachbereitung)		—	
4. Strategische Führung und Gewährleistung und Erfüllung der satzungsgemäßen Zwecke des Vereins			
5. Koordinierung der Tätigkeiten der Vorstandsmitglieder			
6. Einberufung und Leitung der Vorstandssitzungen			
7. Sorge um Teamentwicklung und das Klima in Vorstand, Koordination, Hospizbegleitung, Trauerbegleitung, Verwaltung sowie um die Arbeitsfähigkeit und -bedingungen aller Beteiligten			

Anhang 5: Aufgaben von Vorstand, Koordination und Verwaltung

	Vorstand	Koordination	Verwaltung
Öffentlichkeitsarbeit			
1. Konzeptionelle Planung (Ziele, Zielgruppen, Maßnahmen, Finanzaufwand, personelle Beteiligung)			
2. Organisation, Werbeplanung und Durchführung von Veranstaltungen (entsprechend der konzeptionellen Planung):			
• in Eigenregie des Vereins (Vortrag, Infoabend, Gedenkgottesdienst, …)		—	
• als Beteiligung bei anderen Veranstaltern (Stand, …)		—	
3. Außendarstellung			
• Printwerbung (Gestaltung von Flyern [für Angebote wie Hospizbegleitung, Palliativberatung, Information Patientenverfügung, Trauerbegleitung, aber auch Mitgliedergewinnung, Kursangebot], Plakate, Jahresbericht, …)		—	
• digitale Medien (Gestaltung und Pflege von Homepage, Facebook, …)		—	
• Presse (Berichterstattung, Ankündigungen, Stellungnahmen zu aktuellen Themen)		—	

	Vorstand	Koordination	Verwaltung
4. Versandaktionen (Flyer mit Angeboten des Vereins, Veranstaltungsplanung, Jahresbericht, …)		—	
5. Projekte (Hospiz und Schule, …)		—	
6. Corporate Identity			
Vertretung nach außen, Kooperation und Vernetzung			
1. Repräsentanz und Multiplikatorenfunktion			
2. Kontaktpflege (-erhaltung) bei Politik, Kirchen, sozialen Einrichtungen, Kostenträgern, Mitgliedern			
3. Kontaktinitiative (-aufbau) mit weiteren Partnern und Institutionen		—	
4. Kooperation mit Versorgungspartnern (Alten- und Pflegeheime, Krankenhäuser, Ärzte, Pflegedienste, SAPV-Teams, etc.) von der Initiative bis zur Gestaltung und Verhandlung eines Kooperationsvertrags			
5. Vertretung in Hospiz- und Palliativversorgungsnetzwerken		—	
6. Arbeit in und mit einzelnen Gremien			

Anhang 5: Aufgaben von Vorstand, Koordination und Verwaltung

	Vorstand	Koordination	Verwaltung
Rahmenbedingungen			
1. Rechtliche Grundlagen §39a SGB V Abs. 2 und andere, an die Hospizarbeit angrenzende Paragraphen des HPG			
2. Rechtliche Aspekte (z. B. Vereinsrecht, Arbeitsrecht, …)			
3. Sicherstellung von Versicherungsschutz			
4. Klärung von Arbeitsschutz und -sicherheit			
5. Vorhaltung und Ausstattung von Räumlichkeiten und einer entsprechenden technischen Infrastruktur für ehren- und hauptamtliche Mitarbeiter			
6. Vorhaltung eines Dokumentationssystems		—	
Kooperation und Zusammenarbeit nach innen			
1. Zusammenarbeit zwischen Vorstand, Koordination, Verwaltung (regelgeleiteter Austausch und Berichterstattung über laufende Arbeit, ggf. Teilnahme an Vorstandssitzung) und ggf. mit anderen beteiligten Ehrenamtlichen ohne Vorstandsrolle			

	Vorstand	Koordination	Verwaltung
2. Kontaktaufnahme und Klärung bei außerplanmäßigen oder unklaren Sachverhalten oder Anforderungen, die an den Grenzen des Aufgabenfeldes bzw. Verantwortungsbereichs liegen			
3. Einhaltung der vereinbarten Informations- und Kommunikationswege, Korrektur- und Konfliktkultur			
4. Abstimmung von Zielen, Maßnahmen, Kosten (betreffend die Aufgabenbereiche der Koordination)			
Begleitung und Beratung Schwerkranker, Sterbender und Angehöriger			
1. Kontaktaufnahme mit Patienten und / oder Angehörigen			
2. Organisation und Durchführung eines Erstbesuchs			
3. Sicherstellung der ehrenamtlichen Begleitung für Patienten und / oder Angehörige			
4. Grundlegende Information über Begleitungs- und Versorgungsmöglichkeiten			
5. Psychosoziale Beratung von Patienten und / oder Angehörigen			
6. Krisenintervention			

Anhang 5: Aufgaben von Vorstand, Koordination und Verwaltung

	Vorstand	Koordination	Verwaltung
7. Palliativ-pflegerische Beratung und Anleitung in Abstimmung mit Versorgungspartnern			
8. Vermittlung anderer Hilfen (ambulante Pflege, Schuldnerberatung, Trauerbegleitung etc.)			
Einsatz und Begleitung aktiver ehrenamtlicher Hospizbegleiter			
1. Einsatz der Ehrenamtlichen, grundlegende Ansprechbarkeit für Begleitungsfragen und Überwachung der Begleitungen			
2. Persönliche Beratung und Krisenintervention im Bedarfsfall			
3. Regelmäßige Mitarbeitergespräche und Feedback			
4. Bedarfseinschätzung, Organisation und Durchführung von Praxisbegleitung bzw. Gruppentreffen		I	
5. Sicherstellung und Organisation von regelmäßiger Supervision (i. d. R. monatlich)		I	
6. Sicherstellung und Organisation von regelmäßiger Fortbildung		I	
7. Maßnahmen der Motivation, Identifizierung mit dem Hospizdienst und der Pflege der Gemeinschaft		I	

205

	Vorstand	Koordination	Verwaltung
Gewinnung und Qualifizierung neuer ehrenamtlicher Hospizbegleiter			
1. Gewinnung, Information und Auswahl geeigneter Teilnehmer für die Schulung zum Hospizbegleiter			
2. Erstellung eines Schulungskonzeptes in Anlehnung an die Mindestanforderungen		—	
3. Organisation und Durchführung der Schulung, ggf. mit externen Referenten		—	
4. Abschluss der Qualifizierungsmaßnahme, Auswahl der Hospizbegleiter und Aufnahme in die Hospizgruppe (formal mit Helfervereinbarung, praktisch in die Gruppe)		—	
5. Ggf. Organisation eines Mentors für die erste Begleitung			
Vernetzung und Kooperation nach außen			
1. Zusammenarbeit mit Einrichtungen der allgemeinen Hospiz- und Palliativversorgung (Haus- und Fachärzte, ambulante Pflegedienste, Apotheken, Trauerbegleiter, Seelsorger etc.)		—	
2. Zusammenarbeit mit ambulanten und stationären Einrichtungen der spezialisierten Hospiz- und Palliativversorgung (SAPV, Palliativstationen, stationäre Hospize etc.)		—	

Anhang 5: Aufgaben von Vorstand, Koordination und Verwaltung

	Vorstand	Koordination	Verwaltung
3. Aufbau bzw. Arbeit im Versorgungsnetz der Betroffenen im Einsatzgebiet				
4. Mitwirkung in (regionalen, überregionalen) Gremien und Arbeitskreisen				
Selbstpflege und Pflege der fachlichen Kompetenz			
1. Auswahl eines Supervisors und Terminierung der Supervision				
2. Fachlicher Austausch (z. B. Intervision, andere Formen des kollegialen Austauschs mit Koordinatoren)				
3. Wissensaktualisierung durch regelmäßige Fort- und Weiterbildung				
4. Teilnahme an Kongressen und Fachtagungen und Wissenssicherung durch Literatur				
Dokumentation			
1. Sicherstellung der Dokumentation durch die Ehrenamtlichen				
2. Dokumentation der erforderlichen patientenbezogenen Daten				
3. Führen der Statistik				
4. Mitarbeiterakten				

	Vorstand	Koordination	Verwaltung
Qualitätssicherung			
1. Sicherstellung der Erreichbarkeit	—		
2. Kenntnis, Umsetzung, Entwicklung von Qualitätsstandards	—		
3. Einheitliche und aktuelle Dokumentation	—		
Verwaltung und Organisation			
1. Korrespondenz (Post, Email) und Sicherstellung der Weiterleitung	—	—	—
2. Vor- und Nachbereitung von Sitzungsunterlagen (Vorstandssitzung, Mitgliederversammlung)	—	—	—
3. Vor- und Nachbereitung von Veranstaltungen	—	—	—
4. Bedarfsermittlung und Organisation von Büroausstattung	—	—	—
5. Datenverwaltung und -ablage	—	—	—
6. Aufnahmeanträge	—	—	—
7. Zuarbeit für Vorstand	—	—	—

Diese Aufgaben sind grundlegend im Hospizdienst – Teile sind unmissverständlich Aufgabe von Vorständen, andere liegen deutlich in den Händen von Koordinatoren. Allerdings bedürfen die Koordinatorenaufgaben einer Abwägung und Priorisierung in der Praxis, abhängig vom Stellenumfang, den aktuellen Begleitungszahlen sowie der Größe der Hospizgruppe, aber auch von der Zielperspektive und dem Entwicklungsbedarf, den ein Hospizdienst hat (z. B. Planung neuer Kooperationen mit Krankenhäusern, Alten- und Pflegeheimen etc.). Zudem leiten sich Aufgaben nicht nur aus der Rahmenvereinbarung ab, sondern aus Satzung, Leitlinien und anderen Dokumenten, die etwas über das Selbstverständnis des Hospizdienstes ausdrücken und i. d. R. die Ehrenamtlichkeit als zentrales Element pflegen, welche aber nur mit hauptamtlicher Unterstützung in Umfang und erforderlicher Qualität möglich ist. Die Aufgaben müssen in der Stellen- bzw. Tätigkeitsbeschreibung nicht in dieser Ausführlichkeit aufgeführt sein. Sie kann jedoch im Gespräch helfen, Vorstands- und Koordinationsaufgaben zu verorten und voneinander abzugrenzen (Hauptverantwortlichkeiten contra Mitwirkungspflichten), Erwartungshaltungen zu konkretisieren und Schnittstellen zu gestalten:

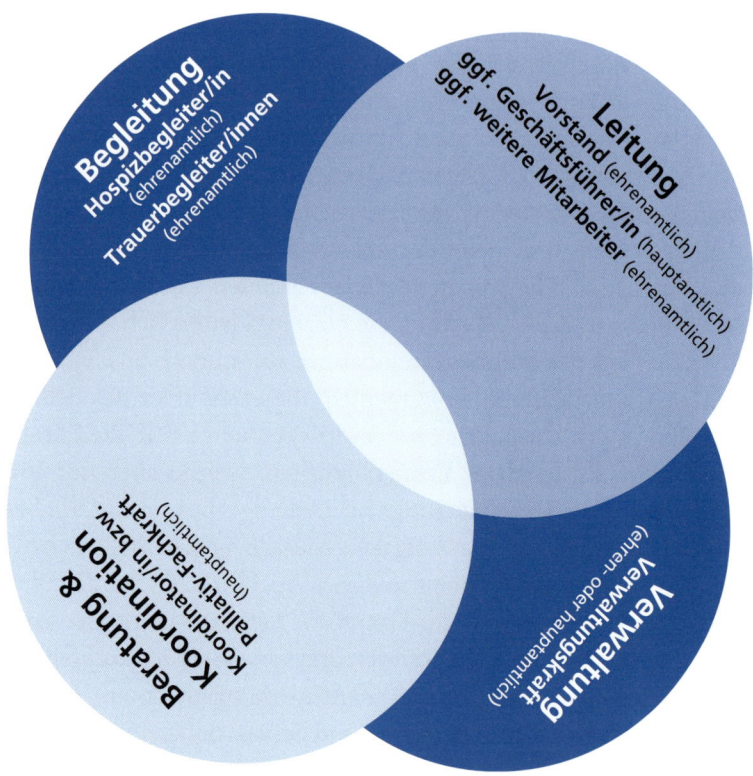

Abb. 7: Hospizarbeit machen und Hospizarbeit möglich machen – Synergie und Abgrenzung von Rollen.

Hospizdienste, die keinen ehrenamtlichen Vorstand haben, sondern die beschriebenen, nicht förderfähigen Leitungsaufgaben in die Hände eines hauptamtlichen, evtl. auch für andere Bereiche zuständigen Geschäftsführers legen (z. B. in einem Wohlfahrtsverband), sind besonders gefordert, Lösungen für die, den Vorständen zugeschriebenen Aufgaben zu finden!

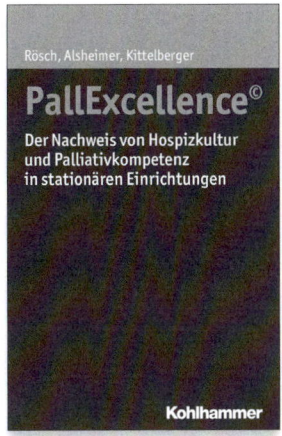

Erich Rösch/Martin Alsheimer
Frank Kittelberger

PallExcellence©

Der Nachweis von Hospizkultur und Palliativkompetenz in stationären Einrichtungen

2017. 253 Seiten mit 2 Abb. und 19 Tab. Kart.
€ 49,–
ISBN 978-3-17-031887-8

Das am 8.12.2015 in Kraft getretene Hospiz- und Palliativgesetz fordert von den Trägern stationärer Einrichtungen ausdrücklich die Entwicklung von Hospizkultur und Palliativkompetenz, die Einbindung in regionale Netzwerke und den Nachweis dieser Maßnahmen im Rahmen der Transparenzrichtlinien. Mit PallExcellence© stellen die Autoren ein von ihnen entwickeltes und in der Praxis erprobtes Zertifizierungsverfahren vor, mit dem nicht nur ein nachhaltiger Prozess der Organisationsentwicklung in Gang gesetzt und evaluiert werden kann, sondern auch der Nachweis der vom Gesetz geforderten Qualitätskriterien gelingt.

Um die Arbeit im Alltag stationärer Einrichtungen zu erleichtern und die eigene Praxis vor dem Hintergrund der gesetzlichen Forderungen zu reflektieren, stellen die Autoren den vollständigen Prüfleitfaden des Zertifizierungsverfahrens zur Verfügung, der dem Leser eine umfassende Selbstbewertung ermöglicht.

Leseproben und weitere Informationen unter www.kohlhammer.de

W. Kohlhammer GmbH
70549 Stuttgart

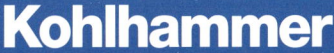

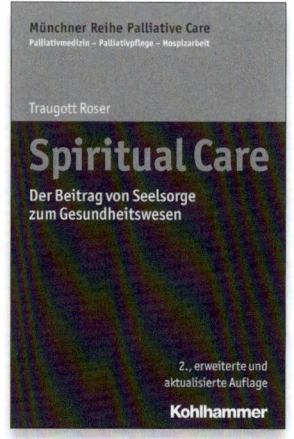

Traugott Roser

Spiritual Care

Der Beitrag von Seelsorge
zum Gesundheitswesen

2., erw. und aktual. Auflage 2017
565 Seiten mit 8 Abb. und 3 Tab.
Kart.
€ 39,–
ISBN 978-3-17-021439-2
Münchner Reihe Palliative Care,
Band 3

„Spiritual Care" hilft, die existenziellen bzw. spirituellen Bedürfnisse von Patientinnen und Patienten, An- und Zugehörigen zu verstehen und professionell mit ihnen umzugehen. Dieses Buch vermittelt den Ansatz von Spiritual Care in einer pluralen Gesellschaft aus Sicht Praktischer Theologie. Präzise Beobachtungen von Krankheitsverläufen, Klinikalltag und öffentlicher Diskussion werden verbunden mit theologischen Analysen. Sie führen zu einem besseren Verständnis von gesundheitsbezogener Spiritualität zwischen Unbestimmtheit und Bestimmbarkeit. Konkrete Hinweise auf den besonderen Beitrag von Seelsorge zu spiritueller Begleitung machen deutlich, dass Seelsorge unverzichtbar ist für die Organisation spiritueller Begleitung im Gesundheitswesen des 21. Jahrhunderts: Spiritual Care.

Leseproben und weitere Informationen unter www.kohlhammer.de

W. Kohlhammer GmbH
70549 Stuttgart

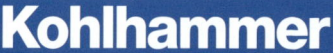